98

Anaesthesiology and Resuscitation
Anaesthesiologie und Wiederbelebung
Anesthésiologie et Réanimation

Editors:

R. Frey, Mainz · F. Kern, St. Gallen
O. Mayrhofer, Wien

Managing Editor: H. Bergmann, Linz

Ernst Rainer de Vivie

Intraaortale Ballongegenpulsation

Experimentelle Untersuchungen
zur Frage des Wirkungsspektrums
und der klinischen Indikation

Mit 42 Abbildungen

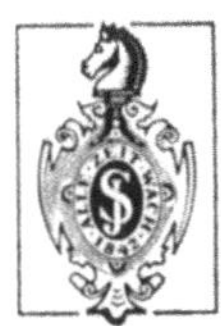

Springer-Verlag
Berlin Heidelberg New York 1976

Priv.-Doz. Dr. med. Ernst Rainer de Vivie

Klinik für Thorax- und Herz-Gefäßchirurgie
der Universität, Goßlerstraße 10, 3400 Göttingen
(Direktor: Professor Dr. med J. Koncz)

ISBN-13: 978-3-540-07776-3   e-ISBN-13: 978-3-642-66408-3
DOI: 10.1007/978-3-642-66408-3

Library of Congress Cataloging in Publication Data. Vivie, E. R. de, 1938 — Intraaortale
Ballongegenpulsation. (Anaesthesiologie und Wiederbelebung; 98) Bibliography: p. Includes
index. 1. Intra-aortic balloon counterpulsation. I. Title. II. Series: Anaesthesiology and resuscitation; 98.
RD598. V58   617'.413   76-18861

Druck und Bindearbeiten: Meister Druck Kassel.

Vorwort

Die Prognose des kardiogenen Schocks - gleich welcher Genese - ist nach
wie vor von einer hohen Sterblichkeit belastet. Bemühungen, durch mechanische Hilfsmittel eine Entlastung für das geschädigte Herz zu erreichen, ließen in den letzten Jahren Fortschritte hinsichtlich der Be-
handlungsergebnisse erkennen.

Mit der intraaortalen Ballongegenpulsation kann die Erholung von reversibel geschädigtem Herzmuskelgewebe durch Verbesserung und Ausgleich
der myokardialen Energiebilanz günstig beeinflußt bzw. überhaupt ermöglicht werden. Gegenstand der vorliegenden Arbeit war die methodi-
sche Analyse dieser Form der assistierten Zirkulation mit dem Ziel,
Parameter für die klinische Indikation zu bestimmen und Kriterien für
die Indikationsgrenzen festzulegen.

Die Untersuchungen* wurden in den Jahren 1972 - 1974 am Physiologischen
Institut, Lehrstuhl I, der Universität Göttingen durchgeführt. Für die
anregende Beratung und die wissenschaftliche Unterstützung bei den experimentellen und klinischen Arbeiten danke ich Herrn Professor
Dr.H.J. BRETSCHNEIDER sehr herzlich.

Die klinische Anwendung der intraaortalen Ballongegenpulsation erfolgte
in der Klinik für Thorax- und Herz-Gefäßchirurgie. Meinem chirurgischen Lehrer, Herrn Professor Dr.J. KONCZ, gilt mein herzlicher Dank
für das ständige wissenschaftliche Gespräch und die Förderung dieses
Projektes.

Den Kolleginnen und Kollegen unserer Arbeitsgruppe, insbesondere Herrn
Professor Dr.D. KETTLER und Herrn Dr.K. HELLBERG, danke ich für die
Mithilfe bei der Durchführung und Auswertung der Versuche und für die
vorbildliche interdisziplinäre Zusammenarbeit.

Göttingen, im Mai 1976   E.R. de Vivie

---

* Mit Unterstützung der Deutschen Forschungsgemeinschaft im Rahmen des
  SFB 89 - Kardiologie - Göttingen.

INHALTSVERZEICHNIS

X

I. Einleitung. Prinzipielle Möglichkeiten einer Entlastung der Pumpfunktion des Herzens

Die mangelhafte Energieversorgung des durch Herzinfarkt oder postoperative Myokardischämie geschädigten Herzens beruht auf einem Mißverhältnis des Sauerstoffangebotes zum Sauerstoffbedarf (25). Mit den üblichen pharmakologischen Therapieformen kann die Koronarperfusion zwar durch eine Erhöhung des diastolischen Perfusionsdruckes verbessert werden, ein zwangsläufig damit verbundener systolischer Druckanstieg bedingt aber gleichzeitig einen vermehrten myokardialen Sauerstoffbedarf. Im Nettoeffekt resultiert aus der Katecholaminanwendung - abhängig von der Ausgangslage und dem erreichten Druck - eine leichte Verbesserung, eine unveränderte oder gar eine verschlechterte Energiebilanz. Die mechanische äußere Herzarbeit errechnet sich aus dem Produkt von mittlerem systolischen Druck und Herzzeitvolumen (34). Die gleichzeitig zu leistende Beschleunigungsarbeit ist unter physiologischen Bedingungen zu vernachlässigen. Bei Vorliegen einer eingeschränkten Herzfunktion ist es möglich, die Pumparbeit durch eine energiezuführende mechanische Kreislaufunterstützung zu entlasten. Dieses kann prinzipiell sowohl durch Druck- oder Volumenentlastung als auch durch eine Kombination beider Maßnahmen erreicht werden. Die Energieeinsparung durch die Volumenumleitung ist jedoch im Vergleich zur Druckentlastung gering. Eine Druckentlastung des Herzens kann erreicht werden durch eine Veränderung des zentralen aortalen Druckverlaufes mit Senkung des systolischen und Augmentation des diastolischen Druckes. Dadurch wird einerseits der myokardiale Sauerstoffbedarf reduziert und andererseits die Koronarperfusion und das Sauerstoffangebot erhöht. In der Bilanz ergibt sich eine deutliche Verbesserung der Energieversorgung für das gesamte Herz und damit auch für die geschädigten Bezirke.

A. Druck- und Volumenentlastung beider Ventrikel

1. Totale extrakorporale Zirkulation (EKZ)

Bei der in der Herzchirurgie routinemäßig angewandten totalen extrakorporalen Zirkulation wird das venöse Blut nach Kanülierung der Hohlvenen zur Volumenentlastung des rechten und linken Ventrikels umgeleitet. Eine Pumpe, die das oxygenierte Blut über eine Arterie in den Kreislauf zurückführt, übernimmt dann die Druckarbeit beider Ventrikel (Abb. 1) (12, 115, 128, 149).

2. Partieller kardiopulmonaler Bypass mit Herz-Lungen-Maschine (HLM)

Ähnliche - nur quantitativ unterschiedliche Verhältnisse hinsichtlich der Kreislaufentlastung - herrschen beim partiellen kardiopulmonalen Bypass. Der partielle wie auch der totale kardiopulmonale Bypass kommen in erster Linie unmittelbar während und nach herzchirurgischen Eingriffen zur Anwendung. In der Phase der Erholung nach dem operativen Eingriff ist das hypoxaemisch geschädigte Herz häufig allein nicht in der Lage, ohne Kreislaufassistenz einen ausreichenden Blutdruck und ein genügendes Herzzeitvolumen aufrecht zu erhalten.

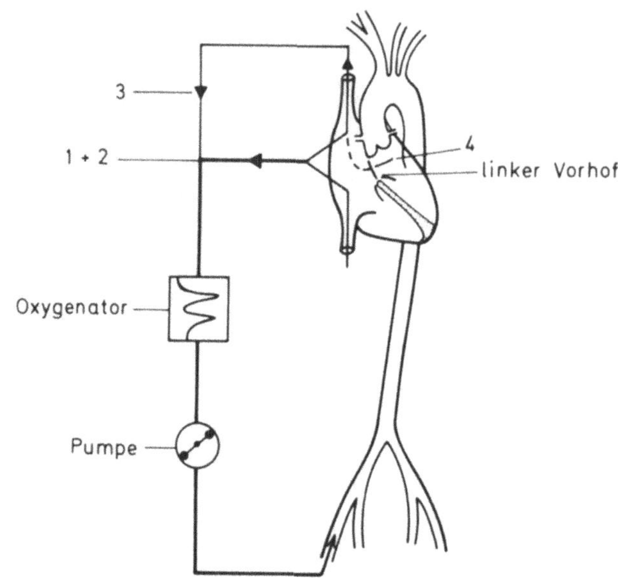

*Abb. 1. Möglichkeiten der Extra-Korporalen-Zirkulation: total (1),
partiell (2), venoarteriell mit und ohne Oxygenator (3), Linksherzbypass direkt und transseptal (4)*

3. Partieller veno-arterieller Bypass mit und ohne Oxygenator

Ein geringerer Aufwand als bei den unter 1 und 2 genannten Verfahren
ist bei dem partiellen veno-arteriellen Bypass erforderlich, der ohne
größere chirurgische Maßnahmen über periphere Gefäße angeschlossen
wird. Zur Arterialisierung des venösen Blutes sollte zusätzlich ein
Oxygenator zwischengeschaltet werden (Abb. 1). Die entsprechenden
Pumpsysteme sind derzeit wegen der Traumatisierung des Blutes nur zeitlich begrenzt einzusetzen. Eine Verbesserung läßt sich voraussichtlich
durch Benutzung von Silikonschläuchen und Weiterentwicklung von Membran-
oxygenatoren erzielen (60, 67, 91, 137). Über den erfolgreichen Einsatz
eines heparinfreien veno-arteriellen Bypasses ohne Oxygenierung des
Blutes bei 6 Patienten wurde in einer neueren Arbeit berichtet (143).

B. Volumenentlastung (und Druckentlastung) des linken Ventrikels

Eine separate Volumenentlastung des linken Ventrikels kann durch Umleitung des Blutes unter Umgehung der linken Herzkammer erzielt werden.
Dabei ist zu berücksichtigen, daß eine deutliche Senkung des myokardialen Sauerstoffverbrauches erst nach Umleitung von mehr als 50 % des
Schlagvolumens zu erwarten ist (12). Eine gleichzeitige Spannungsent-
lastung des linken Ventrikels ergibt sich nur dann, wenn soviel Blut
dem linken Vorhof abgezogen wird, daß eine nennenswerte enddiastolische
Verkleinerung der linken Kammer resultiert (Gesetz von LAPLACE).

*1. Atrio-arterieller Bypass mittels Kanülierung des linken Vorhofes
(Linksherzbypass)*

Die einfachste Form eines Linksherzbypasses besteht in der direkten
Kanülierung des linken Vorhofes bei offenem Thorax und in der Rückleitung des Blutes über eine außerhalb der Körpers befindliche Pumpe in
das arterielle System, entweder synchron oder asynchron zur Herzaktion
(Abb.1).

2. Atrio-arterieller Bypass mittels eines Hilfsventrikels (DE BAKEY)

DE BAKEY hat in diesen Umgehungskreislauf einen EKG-gesteuerten, hy-
draulisch betriebenen Hilfsventrikel eingesetzt. Der linke Vorhof wird
über eine Gefäßprothese an die extrakorporal gelegene Pumpe angeschlossen; über eine zweite Gefäßprothese wird das Blut in eine Arterie, z.B.
in die Art. axillaris, zurückgeleitet. Die Methode ist für Patienten
mit vorausgegangenem herzchirurgischen Eingriff entwickelt worden. Über
den ersten postoperativen Einsatz dieses Hilfsventrikels bei einem Patienten mit Linksherzversagen nach einer Klappenersatzoperation wurde
1963 berichtet (42) (Abb. 2).

3. Atrio-arterieller Bypass mittels transseptaler Kanülierung (DENNIS)

Die transseptale Kanülierung des linken Vorhofes von der Vena jugularis
aus erlaubt eine Linksherz-Volumenentlastung bei geschlossenem Thorax.
Abgesehen von der Bluttraumatisierung infolge des engen Katheters haben
technische Schwierigkeiten, insbesondere die Gefahr einer Perforation
an falscher Stelle einen verbreiteten Einsatz dieses Verfahrens in der
Klinik verhindert (Abb. 1) (43, 150).

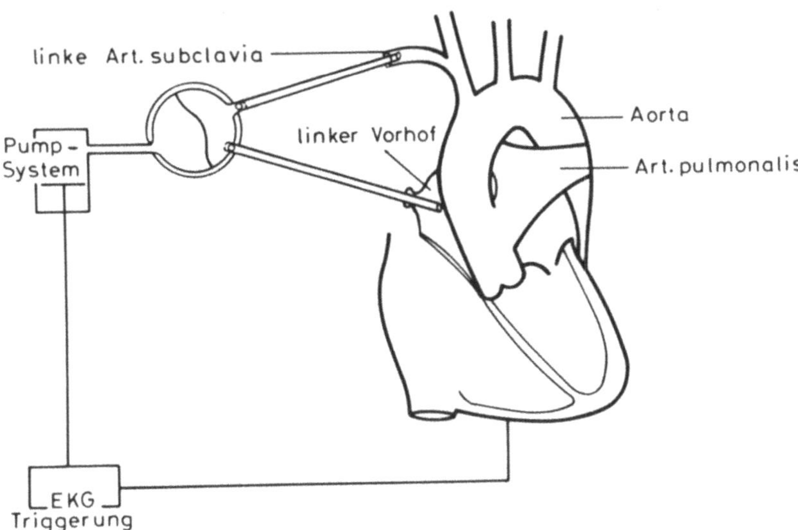

Abb. 2. Hilfsventrikel nach DE BAKEY (Atrio-arterieller Bypass)

4. Ventrikulo-arterieller Bypass mittels HLM

Neben dem Weg einer Volumenentlastung des linken Ventrikels über den
Vorhof besteht auch die Möglichkeit, den Ventrikel selbst an der Spitze
zu drainieren. Das in der Systole abgesaugte Blut kann dann mittels
einer Herz-Lungen-Maschine in eine Arterie zurückgepumpt werden.

5. Ventrikulo-arterieller Bypass mittels ventrikuloaortalem Hilfsventrikel (BERNHARD und LA FARGE)

Durch intrathorakale Implantation einer pneumatisch betriebenen Pumpe
zwischen Ventrikelspitze und Aorta descendens wird die gleiche haemodynamische Entlastung unter Vermeidung langer Umleitungswege erzielt.
Dieser von BERNHARD und LA FARGE entwickelte Hilfsventrikel erlaubt
eine länger dauernde Unterstützung der linksventrikulären Herzarbeit.
Es handelt sich um eine Membranpumpe mit Ein- und Auslaßventilen, deren
Kammer in der Systole gefüllt und am Anfang der Diastole entleert wird
(8). Daraus resultiert einmal eine systolische Entlastung des linken
Ventrikels; der erhöhte Perfusionsdruck während der Diastole bewirkt
zum anderen eine Verbesserung der Durchblutung des Myokards und der
zentralen Organe (Abb. 3). Die Langzeitanwendung bei Kälbern über 120
Tage ergab nur eine geringe Bluttraumatisierung. Die Dacron-beschichtete
und mit Fibroblasten präparierte Innenseite der Kammermembran bildet
ein Pseudoendothel, auf dem thrombotische Ablagerungen selten beobachtet
wurden (7). Beide Verfahren des ventrikulo-arteriellen Bypasses sind
durch die Notwendigkeit eines aufwendigen chirurgischen Vorgehens als
invasiv zu bezeichnen, sie werden daher nur nach Eingriffen am offenen
Herzen mit nachfolgendem low-output-Syndrom eingesetzt. Bei dem ventrikulo-arteriellen Bypass mittels Herz-Lungen-Maschine ist die Dauer des
Einsatzes angesichts der hohen Haemolyserate sehr begrenzt.

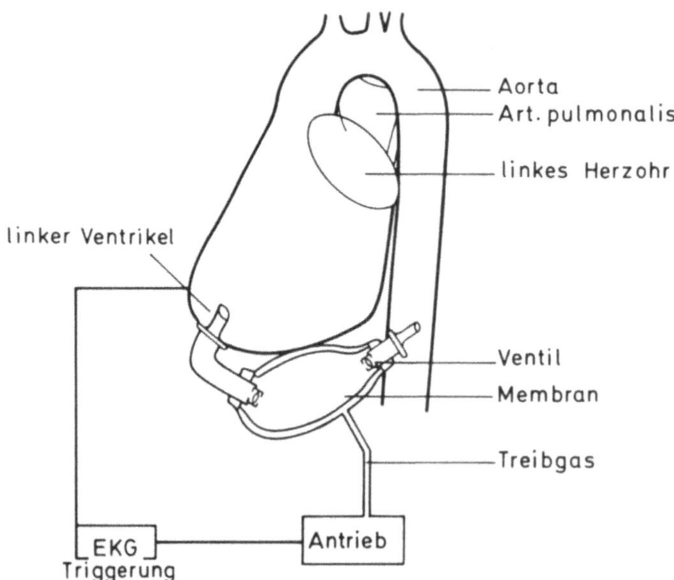

Abb. 3. Hilfsventrikel nach BERNHARD und LA FARGE (ventrikulo-arterieller Bypass)

Die beschriebenen Formen eines Linksherzbypasses bewirken überwiegend
eine Volumenentlastung des linken Ventrikels. Die Druckentlastung ist
demgegenüber wesentlich geringer. Sie fällt erst bei totalem Linksherzbypass, also bei maximaler Volumenentlastung des linken Ventrikels, ins
Gewicht. Als Folge des starken Absaugens des Blutes aus dem linken Vorhof bzw. der linken Kammer kann es zu subendokardialen Blutungen und
Verletzungen von Myokard kommen. Bluttraumatisierung und Thrombenbildung, insbesondere im Bereich der Ventile, stellen weitere ungelöste
Probleme dar und bedingen Grenzen für eine erfolgversprechende klinische
Anwendung.

C. Druckentlastung des linken Ventrikels

Technisch einfacher und operativ mit geringerem Aufwand lassen sich
die Systeme der arteriellen Gegenpulsation einsetzen. Bei Aufrechter-
haltung der peripheren Zirkulation wird durch Senkung des systolischen
Aortendruckes eine reine Druckentlastung des linken Ventrikels erreicht.
Durch gleichzeitige Anhebung des diastolischen aortalen Perfusions-
druckes wird u.a. eine Verbesserung der Koronardurchblutung ermöglicht.
Nach SARNOFF (125) wird der myokardiale Sauerstoffverbrauch und die
Herzarbeit proportional zur systolischen Drucksenkung reduziert.

1. Periphere arterio-arterielle Gegenpulsation

Bei der peripheren arterio-arteriellen Gegenpulsation wird mit Hilfe
einer extern betriebenen Pumpe während der Systole ein Blutvolumen aus
einer oder beiden Femoralarterien bzw. - modifiziert nach JACOBEY (71,
72) via A. subclavia - aus der Aorta ascendens am Anfang der Systole
schlagartig abgezogen und nach Schluß der Aortenklappe während der
Diastole auf dem gleichen Wege zurückgepumpt. Die so erzeugte diastolische Augmentation erhöht den Coronarfluß. Obwohl die tierexperimentellen Untersuchungen (10, 11, 17, 54, 59, 88, 108, 134) eine sichere
haemodynamische Effektivität der arterio-arteriellen Gegenpulsation
zeigten, waren die Ergebnisse sowohl bei Herzinfarktpatienten als auch
bei Patienten mit low-output-Syndrom nach herzchirurgischen Eingriffen
bisher nicht befriedigend. Rhythmusstörungen (Tachyarrhythmien) einerseits und die relativ engen Lumina der verfügbaren Gefäße andererseits
begrenzen während des raschen Pumpvorganges die Volumenverschiebungen.
Die kaum zu vermeidende beträchtliche Bluttraumatisierung läßt eine
Behandlung über die Dauer eines Tages nicht zu.

2. Zentrale aorto-aortale Gegenpulsation (KANTROWITZ)

Auf dem gleichen Prinzip wie die arterio-arterielle Gegenpulsation beruht die mittels eines Hilfsventrikels erzeugte zentrale aorto-aortale
Gegenpulsation (142). Bei der von KANTROWITZ (77) angegebenen schlauch-
förmigen Apparatur handelt es sich um eine pneumatisch betriebene Membranpumpe, die über das EKG gesteuert wird. Die Pumpe wird zwischen
Aorta ascendens und descendens parallel zum Aortenbogen interponiert;
die Aorta ascendens muß vor dem Abgang der Halsgefäße unterbunden werden (Abb. 4). In dieser Position entleert die Pumpe während der Diastole ihr abgesaugtes Blutvolumen nach beiden Seiten und erzeugt so
nach zentral eine Augmentation mit Verbesserung des Koronarflusses und
nach peripher u.a. eine Steigerung der Nierendurchblutung. Bei abge-
schalteter Pumpe ist der Hilfsventrikel als aorto-aortaler Bypass anzusehen, der die verschlossene Aorta ascendens überbrückt. Die klinische
Wirksamkeit dieses Hilfsventrikels wurde bei einigen Patienten unter
Beweis gestellt (75).

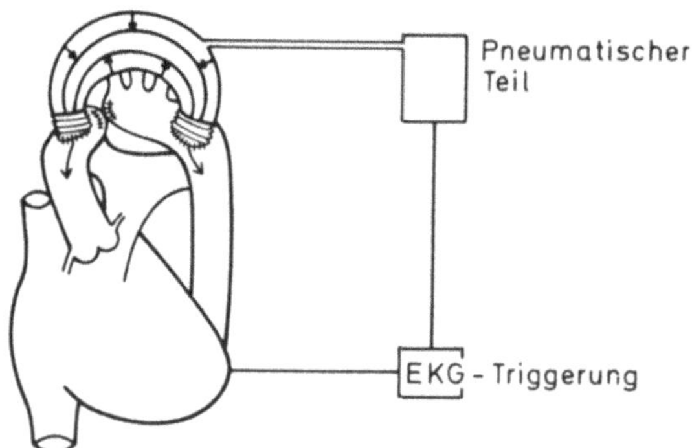

Abb. 4. Zentrale aorto-aortale Gegenpulsation nach KANTROWITZ

3. Intraaortale Ballon-Gegenpulsation (IABP) (evtl. mit Windkessel nach THOMA)

Die haemodynamischen Effekte einer diastolischen Druckaugmentation und einer systolischen Drucksenkung können ohne eingreifenderes chirurgisches Vorgehen auch mittels der intraaortalen Ballon-Gegenpulsation erzielt werden. Dieses Verfahren ist rasch und gefahrlos anzuwenden, indem ein Ballonkatheter über eine Femoralarterie bis distal des Abganges der A. subclavia sinistra in die thorakale Aorta vorgeschoben wird. Das Füllen des Ballons mittels eines Gases während der Diastole und die schlagartige Entleerung zu Beginn der Systole wird über die R-Zacken des EKG's getriggert (Einzelheiten siehe Kapitel II).

Eine Modifizierung dieser Form der Gegenpulsation wird durch den THOMA-Ventrikel erreicht (138). An der aufsteigenden Aorta wird über eine Anastomose ein "aktiver Windkessel" mit steuerbarem Volumen angeschlossen. Unmittelbar distal davon wird in der Aorta ein kleiner von einer Femoralarterie her eingeführter Katheter mit kugelförmigem Ballon placiert, der - EKG-getriggert - während der Systole aufgeblasen wird. Dadurch kann der größte Teil des Schlagvolumens während der Systole von dem in dieser Phase saugenden "Windkessel" aufgenommen werden. Nach Entleerung des Steuerballons wird das Blutvolumen während der Diastole von dem "Windkessel" aktiv an den Kreislauf wieder abgegeben (Abb. 5). Die im Tierexperiment erzielten günstigen haemodynamischen Resultate hinsichtlich eines deutlichen Anstiegs des Koronarflusses und einer Senkung des systolischen Ventrikeldruckes (bis zu 20 % des Ausgangswertes) können aber die Nachteile bei der klinischen Anwendung nicht ausgleichen. Es ist ein großer operativer Aufwand erforderlich und die Anastomosierung des Windkessels stößt auf erhebliche Schwierigkeiten.

4. Externe Gegenpulsation (ECP)

Die externe Gegenpulsation beruht auf dem gleichen Prinzip wie die bisher aufgeführten Systeme (6, 39, 82, 129). Bei diesem Verfahren wird über einen Wassersack eine Kompression auf die unteren Extremitäten während der Diastole des Herzens ausgeübt. Hierdurch wird ein Teil des in den Beinen vorhandenen Blutvolumens kurzzeitig in die zentrale Aorta zurückgepumpt und eine Gegenpulsation erzeugt. Im Gegensatz zur IABP ist für diese Behandlungsform kein chirurgisches Vorgehen nötig und eine Antikoagulantientherapie entfällt (Abb. 6). Nach Untersuchungen von BREGMAN u.a. (22) beeinflußt die externe Gegenpulsation durch eine zwangsläufig gleichzeitig venöse diastolische Augmentation auch die Füllung des rechten Vorhofes und Ventrikels.

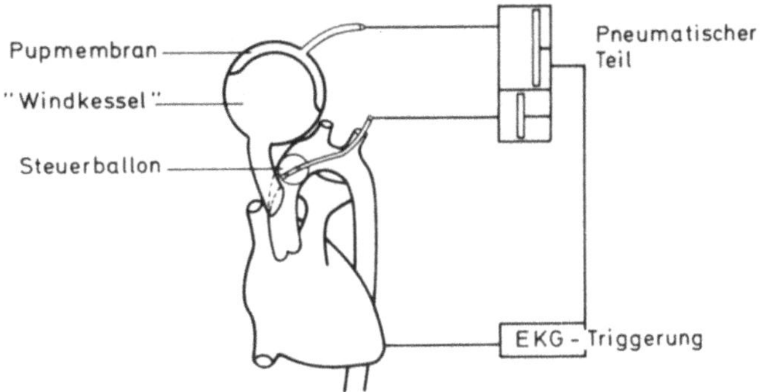

Abb. 5. Intraaortale Gegenpulsation mit Windkessel nach THOMA

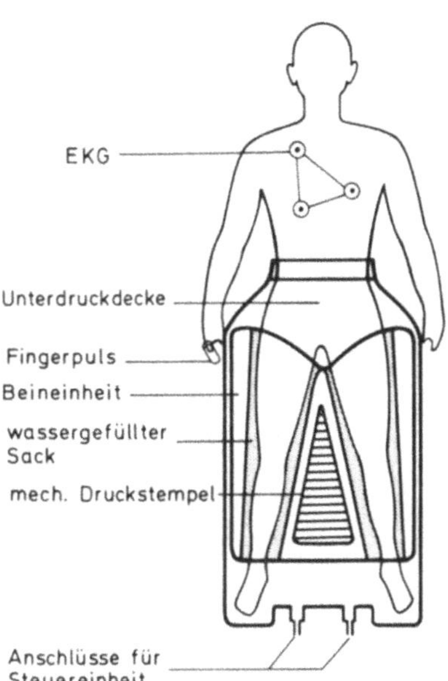

Abb. 6. Schematische Darstellung der externen Gegenpulsation

5. Body Accelerating Synchronous Heart Beat (BASH)

Eine andere ebenfalls nicht invasive Methode zur Erzeugung einer diastolischen Augmentation ist die "body accelerating synchronous heart
beat-Technik". EKG-getriggert wird der Körper auf einem in seiner Längs-
richtung beweglichen Tisch hin und her beschleunigt (Abb. 7). Es handelt sich um eine Art Umkehr der Ballistokardiographie. Abgesehen von
der Beanspruchung des Gesamtorganismus durch die alternierend wirkenden
entgegengerichteten Beschleunigungen muß die Wirkung der Trägheits-
kräfte auf die Strömungsrichtung in der Aorta ascendens und descendens
gegensätzlich sein. Daher kann auch keine besondere Effektivität hinsichtlich einer systolischen Drucksenkung und diastolischen Augmentation erwartet werden. In der Klinik hat dieses Verfahren aus diesen
Gründen auch keinen Eingang gefunden (4, 90).

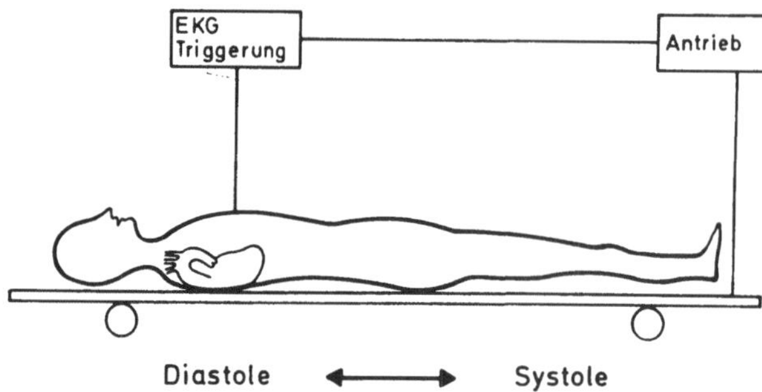

Abb. 7. Schematische Darstellung der "body accelerating synchronous heart beat-Technik"

D. Kombinationen

1. Partieller venoarterieller Bypass mit gegenpulsierender Pumpe

Zur Unterstützung der Pumpfunktion des Herzens können auch Kombinationen der druck- und volumenentlastenden Assistenzsysteme eingesetzt werden. Eine Möglichkeit bietet die gleichzeitige Anwendung des peripheren venoarteriellen Bypasses mit Zwischenschaltung eines Oxygenators und einer gegenpulsierenden Pumpe. Bei diesem Aufbau muß die Rückleitung des venösen (gegebenenfalls arterialisierten) Blutes in das extrakorporal gelegene Gegenpumpsystem einmünden (Abb. 8) (91,120, 149).

2. Partieller venoarterieller Bypass mit IABP

In ähnlicher Weise kann ein venoarterieller Bypass mit der intraaortalen Ballongegenpulsation kombiniert werden. Dieses Vorgehen kann zu einer Reduktion des Schlagvolumens um 60 %, zu einer Verminderung der Herzarbeit von 45 % und zu einer Senkung des enddiastolischen Druckes in der Aorta um 10 % führen (60, 120). Hinsichtlich der Anwendungsdauer sind diese Kombinationsverfahren infolge eines erheblichen Anstiegs der Haemolyserate beschränkt.

Für den klinischen Einsatz aller kreislaufentlastenden Systeme muß auf der einen Seite die Art der Herzschädigung, auf der anderen Seite der operative Aufwand und der haemodynamische Effekt auf die Entlastung des Herzens bedacht werden. Es werden nur diejenigen Verfahren eine breitere Anwendung in der Klinik finden können, die mit einer geringen Traumatisierung von Blut und Gewebe einhergehen und die risikoarm, rasch, technisch sicher und relativ einfach zu handhaben sind.

E. Historisches zu den Methoden unter "Druckentlastung des linken Ventrikels"

Die Entwicklung von Systemen für eine mechanische Kreislaufunterstützung bis hin zum ersten erfolgreichen klinischen Einsatz umfaßte mehr als ein Jahrzehnt.

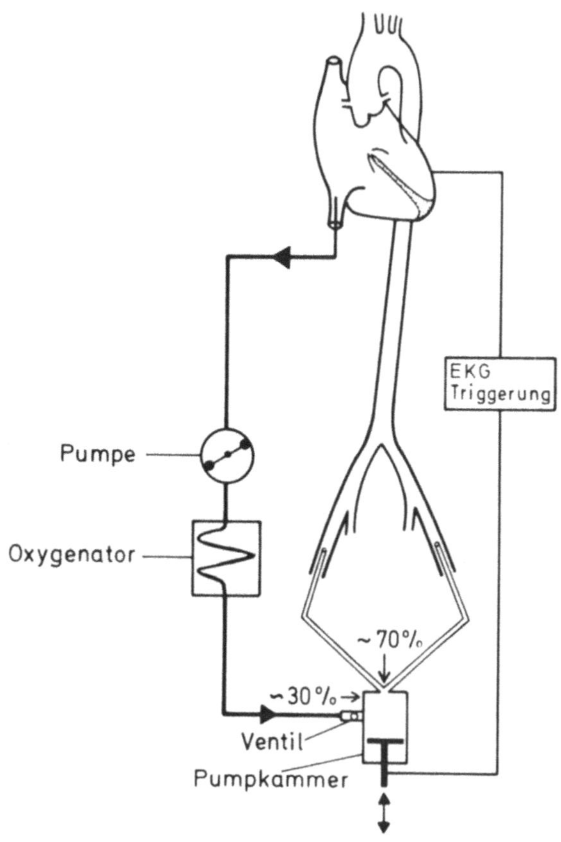

Abb. 8. Kombination eines partiellen venoarteriellen Bypass mit gegen-pulsierender Pumpe

1. Anfänge der experimentellen diastolischen Augmentation

a) Direkte Kanülierung der Koronargefäße. Nach Untersuchungen von
GREGG findet die intramyokardiale Koronardurchblutung zu 70 bis 90 %
während der Diastole statt (Abb. 9) (61). Daraus folgerte KANTROWITZ,
daß man einen größeren Koronarfluß erhält, wenn man in der Erschlaffungsphase die Herzkranzgefäße mit einem höheren Druck perfundiert.
1953 erzeugte er erstmals eine diastolische Augmentation des Koronarflusses durch Umleitung der mechanisch verzögerten systolischen Puls-
welle über ein Schlauchsystem von den Femoralarterien in die direkt
kanülierten Koronararterien. Mit Hilfe dieser Versuchsanordnung konnte
ein Anstieg der Koronardurchblutung von 22 - 55 % gemessen werden (75).

b) Diastolische Stimulation einer Zwerchfellmanschette um die Aorta
descendens. Ein ähnlicher Effekt einer arteriellen Gegenpulsation wurde
in späteren Untersuchungen von KANTROWITZ und McKINNON 1958 durch Kompression der absteigenden Aorta hervorgerufen. Die Autoren legten eine
zuvor aus einer innervierten Zwerchfellhälfte gebildete "Manschette"
um das Gefäß und lösten - EKG-gesteuert - über den Nervus phrenicus
während der Diastole eine Kontraktion aus (76).

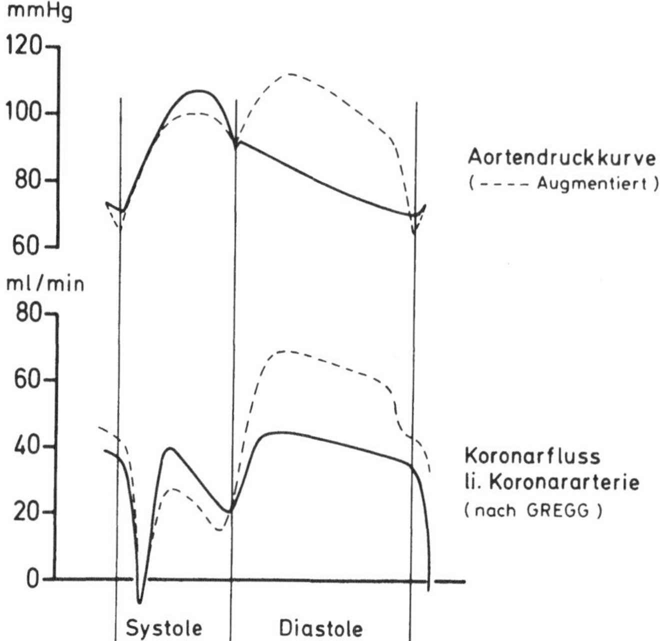

Abb. 9. Durchblutung der linken Koronararterie (ml/min) in Abhängig-
keit vom Aortendruck während eines Herzzyklus. (normaler Ablauf ⟶
durchgezogene Linie, durch die IABP veränderter Verlauf ⟶ gestrichelte
Linie)

2. Arterio-arterielle Gegenpulsation

Im gleichen Jahr (1958) verwendeten CLAUSS und Mitarbeiter im Tierexperiment die arterio-arterielle Gegenpulsation mittels eines externen
Pumpsystems; sie konnten neben der diastolischen Anhebung des zentralen
Aortendruckes auch eine systolische Drucksenkung erzielen. Im Hinblick
auf eine klinische Anwendung bedeutete dieses Verfahren einen deutlichen Fortschritt, denn außer der Kanülierung beider Femoralarterien
war kein weiterer chirurgischer Eingriff mehr erforderlich. Die technischen Einzelheiten der Triggerung und die durch den Pumpvorgang nicht
zu vermeidende Traumatisierung des Blutes erwiesen sich jedoch weiter-
hin als problematisch (38, 64).

3. Diastolische Ballon-Gegenpulsation im Tierexperiment

Im Jahre 1961 legten MOULOPOULOS, TOPAZ und KOLFF das erste Konzept
einer "diastolischen Ballonpulsation in der Aorta" vor (102). Zur Füllung des Ballons wurde Kohlendioxyd benutzt. Aus ihren tierexperimentellen Resultaten schlossen die Autoren, daß der Zeitablauf des Pumpvorganges, d.h. Zeitpunkt und Dauer der Füllung und Entleerung des
Ballons, von entscheidender Bedeutung für die haemodynamische Effektivität sei. 6 Jahre intensiver, in erster Linie auf die Lösung technischer Probleme ausgerichteter Forschungsarbeit vergingen, bis
KANTROWITZ und Mitarbeiter 1967 zum ersten Mal eine selbstentwickelte
intraaortale Ballonpumpe in der Klinik einsetzen konnten.

4. Erste klinische Anwendung der IABP

Anfang 1968 veröffentlichen KANTROWITZ und Mitarbeiter die Behandlungsverläufe von 2 Infarktpatienten (78). In beiden Fällen konnten durch
die IABP eine Kreislaufstabilisierung erreicht werden; ein Patient
starb während einer Unterbrechung der IABP nach 1 1/2 Stunden an irreversiblem Kammerflimmern, ein Patient überlebte. In den folgenden Jahren nahm das Interesse an diesem kreislaufentlastenden System angesichts
der großen Patientenzahl mit akutem Herzinfarkt und postoperativer
Herzinsuffizienz stark zu.

Neben KANTROWITZ berichteten andere Arbeitsgruppen in den USA und im
europäischen Raum über ihre - in der Anfangsphase z.T. enttäuschenden -
klinischen Ergebnisse, trotz nachgewiesener günstiger haemodynamischer
Beeinflussung des kardiogenen Schocks (20, 30, 31, 32, 36, 46, 57, 58,
68, 74, 79, 94, 104, 105, 106, 111, 117, 119, 123, 124, 131, 133, 135,
136, 141, 149).

Die IABP verbindet eine Druckentlastung des linken Ventrikels und eine
diastolische Augmentation und entsprechende Verbesserung der Koronardurchblutung des linken und rechten Ventrikels mit einer relativ ein-
fachen und risikoarmen Anwendbarkeit. Anfängliche, technische Unzuläng-
lichkeiten des Pumpsystems und des intraaortalen Ballonkatheters wurden ständig verbessert. Gegenwärtig stehen mehrere ausgereifte - wenn-
gleich unterschiedlich konzipierte - Apparaturen für die intraaortale
Ballon-Gegenpulsation zur Verfügung.

A. Technische Grundlagen der IABP

Der intraaortale Ballonkatheter wird über eine an die Femoralarterie
oder an die A. iliaca externa (92) end-zu-seit anastomosierte Gefäßprothese unter Röntgenkontrolle in die thorakale Aorta bis unmittelbar
vor den Abgang der linken A. subclavia vorgeschoben. Arterioskleroti-
sche Gefäßwandveränderungen können durch schraubenförmige Drehbewegun-
gen in den meisten Fällen überwunden werden (21, 80). Über eine externe
Triggereinheit wird die Pulsation des an der Spitze des Katheters ange-
brachten Ballons durch die R-Zacke des EKG's gesteuert. Nach Schluß
der Aortenklappe wird der Ballon mit einem Treibgas aufgeblasen und
kurz vor Öffnung der Aortenklappe wieder entleert. Während der Kreislaufassistenz mit der IABP muß der Patient zur Vermeidung von Thrombenbildung antikoaguliert werden (6 stdl. 5000 E. Heparin) (9). Nach Abschluß der Therapie - nach Entfernung des Ballonkatheters - sind die
durch die Einführung betroffenen peripheren Gefäße routinemäßig mittels
Fogartymanöver auf Thromben zu kontrollieren (Abb. 10) (121).

B. Differenzierung der haemodynamischen Effekte der IABP

Angesichts der Bedeutung einer optimalen energiesparenden Kreislaufunterstützung soll auf die angestrebten haemodynamischen Veränderungen
während der Pumpphasen im Einzelnen eingegangen werden.

Die Ursachen einer Herzmuskelschädigung mit der Folge eines kardiogenen
Schockzustandes sind u.a. der akute oder chronische Koronarverschluß
und der chirurgische Eingriff am Herzen selbst. Im Vordergrund der klinischen Symptomatik steht der Abfall des arteriellen Druckes. Neben der
peripheren Mangeldurchblutung kommt es zu einer Verringerung der Koronarperfusion, wodurch das Sauerstoffangebot an das Myokard reduziert
wird. Ein zunehmendes Mißverhältnis von O_2-Angebot zu O_2-Bedarf begün-
stigt eine weitere Ausdehnung der vorgeschädigten ischämischen Myokardbezirke und eine weitere Abnahme des Herzzeitvolumens und des arteriellen Druckes. Der sich daraus ergebende Circulus vitiosus kann mit Hilfe
der durch die IABP hervorgerufenen haemodynamischen Effekte einer diastolischen Augmentation und einer systolischen Drucksenkung durchbrochen werden, sofern die regressiven Veränderungen noch nicht zu weit
fortgeschritten sind (Abb. 11).

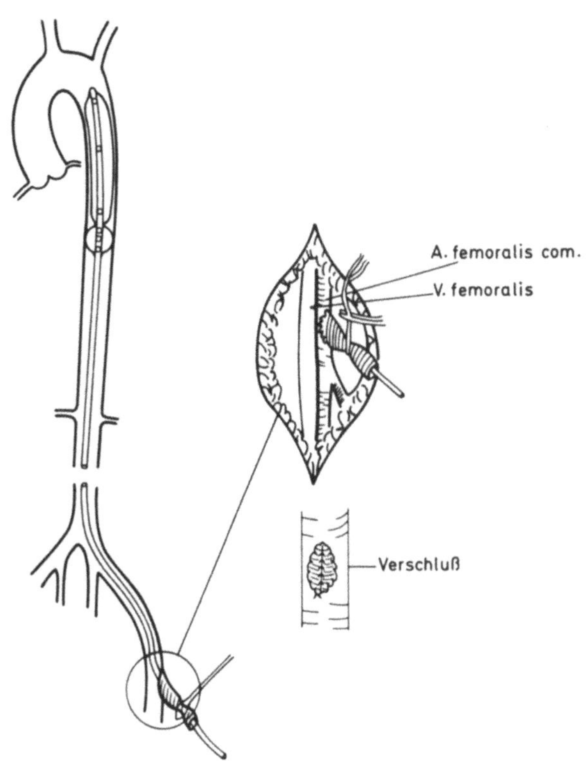

Abb. 10. Schematische Darstellung der IABP-Technik. Der Ballonkatheter wird über eine end-zu-seit anastomisierte Dacron-Gefäßprothese von der A. femoralis communis bis vor den Abgang der A. subclavia links in die Aorta vorgeschoben, die Gefäßprothese wird gedrosselt und die Wunde verschlossen. Nach Abschluß der Behandlung wird der Gefäßverschluß mit den Prothesenrändern im Sinne einer Patchplastik vorgenommen

1. Diastolische Augmentation und Verbesserung des Koronarflusses bzw. des myokardialen Sauerstoffangebotes für den linken und den rechten Ventrikel

Durch schlagartiges Aufblasen des Ballonkatheters nach Schluß der Aortenklappe wird das vor und in dem Ballonbereich liegende Blutvolumen während der Diastole nach zentral verschoben. Die so erzeugte diastolische Druckerhöhung vor der Aortenklappe verbessert die Koronardurchblutung und erhöht das myokardiale Sauerstoffangebot sowohl an den rechten als auch an den linken Ventrikel. Die Durchströmung der Koronararterien findet zu 2/3 während der frühen Diastole statt, in der der Einströmungswiderstand am geringsten ist (34, 61). Der diastolische myokardiale Koronarfluß ist außerdem von dem intraventrikulären und dem mittleren diastolischen Aortendruck abhängig.

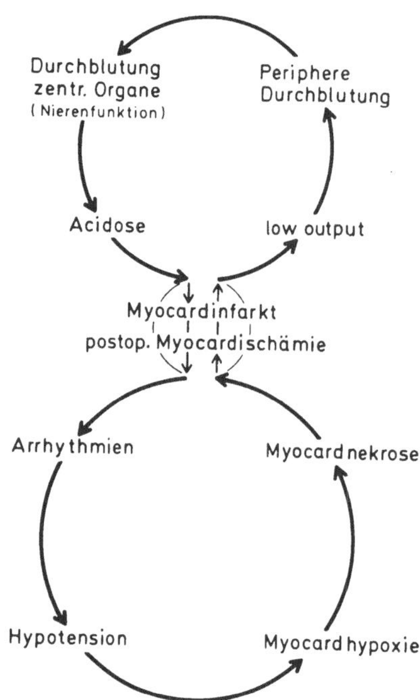

Abb. 11. Schematische Darstellung des circulus vitiosus, der sich nach akutem Myokardinfarkt oder postoperativem low-output-Syndrom entwickelt

2. Systolische Drucksenkung und Senkung der Druckarbeit und des Sauerstoffbedarfs des linken Ventrikels

Durch phasengerechte rasche Entleerung des Ballons kurz vor Beginn der Systole wird der Blutstrom in die Aorta thoracica freigegeben und ein "Volumendefizit" von der Größe des Ballonvolumens erzeugt. Dadurch wird der systolische arterielle Druck und die entsprechende Druckbelastung des linken Ventrikels gesenkt. Die dadurch erzielte Verminderung der ventrikulären Wandspannung führt zu einer Abnahme des myokardialen O_2-Verbrauches.

3. Sekundäre Anhebung des arteriellen Druckes und Erhöhung des Herzzeitvolumens mit Verbesserung der O_2-Versorgung des Gesamtorganismus (Cerebrum, Niere)

Die diastolische Augmentation ist eine direkte Folge der Pumpwirkung. Nach Verbesserung der Sauerstoffversorgung des Myokards und Steigerung der Förderleistung kann sich der arterielle Druck sekundär weiter stabilisieren. Eine Normalisierung des Herzzeitvolumens hat eine Verbesserung der Sauerstoffversorgung des Gesamtorganismus zur Folge. Von besonderer Wichtigkeit ist dabei die Durchblutung von Cerebrum und Niere. Es ist daher verständlich, daß unter einer erfolgreichen Behandlung mit der IABP sich das Bewußtsein aufhellt und eine eingeschränkte Urinproduktion wieder ansteigt.

C. Abhängigkeit der diastolischen Augmentation und der systolischen Drucksenkung von verschiedenen Faktoren

Die haemodynamische Effektivität der IABP hinsichtlich einer Herzentlastung ist von physikalischen und biologischen Faktoren abhängig.

1. Zeitlicher Verlauf des Pumpvorganges

a) **Zeitpunkt und Art der Triggerung.** Zur Synchronisation und Phasen-
einstellung der Ballongegenpulsation dient das EKG. Über ein elektro-
nisches Kontrollsystem wird, R-Zacken-getriggert, im allgemeinen die
Entleerung des Ballons zu Beginn der Systole ausgelöst. Seine Füllung
erfolgt zu Beginn der Diastole. Ein Zusammentreffen der Ventrikelsy-
stole mit der Ballonfüllung wird so vermieden. Da eine Mindestgröße
der R-Zacke festgelegt ist und jeder darüberhinausgehende Impuls eine
sofortige Entleerung des Ballons einleitet, kann das Herz auch bei
Extrasystolen nicht zusätzlich belastet werden.

b) **Dauer der Ballonfüllung und Entleerung.** Die Höhe der diastolischen
Augmentation wird von der Lage, Art und Größe des Ballons und maßgeblich auch von dem Zeitpunkt und der Dauer der Blähung bestimmt. Für
einen optimalen Effekt soll der Ballon mit dem Aortenklappenschluß
aufgeblasen werden. Bei Vorverlegung der Ballonfüllung in die Systole
wird der linke Ventrikel zusätzlich belastet. Die Folge ist eine Verminderung des Schlagvolumens und eine Erhöhung des enddiastolischen
Ventrikelvolumens (Abb. 12).

Die Dauer der Ballonblähung ist am günstigsten, wenn die Entleerung
kurz vor Beginn der Systole erfolgt. Eine Verlängerung der Füllungs-
zeit über die Öffnung der Aortenklappe hinaus ist für den linken Ventrikel mit einer erheblich vermehrten Widerstandsarbeit verbunden.
Eine zu frühe Entblähung verkürzt die diastolische Augmentation in un-
günstiger Weise und verschlechtert auch die nachfolgende Entlastung
(Abb. 13).

Um eine schlagartige Senkung des Aortendruckes kurz vor Beginn der Auswurfphase des linken Ventrikels zu erreichen, wird eine aktive Deflation des Ballons mit Vakuumsog angewendet. Unter Berücksichtigung dieser
Gesichtspunkte kann sowohl die diastolische Augmentation als auch die
systolische Entlastung optimiert werden.

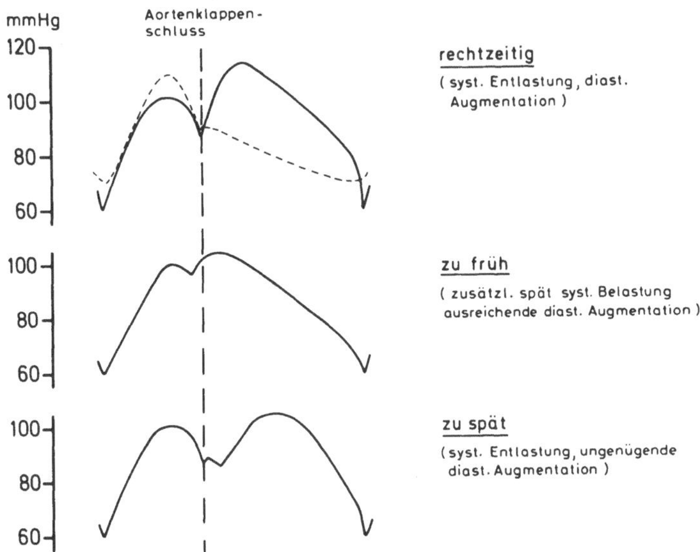

*Abb. 12. Aortendruckkurven. Einstellung der Dauer der Ballonblähung vom
Beginn her. (Bei richtigem Ende der Ballonfüllung)*

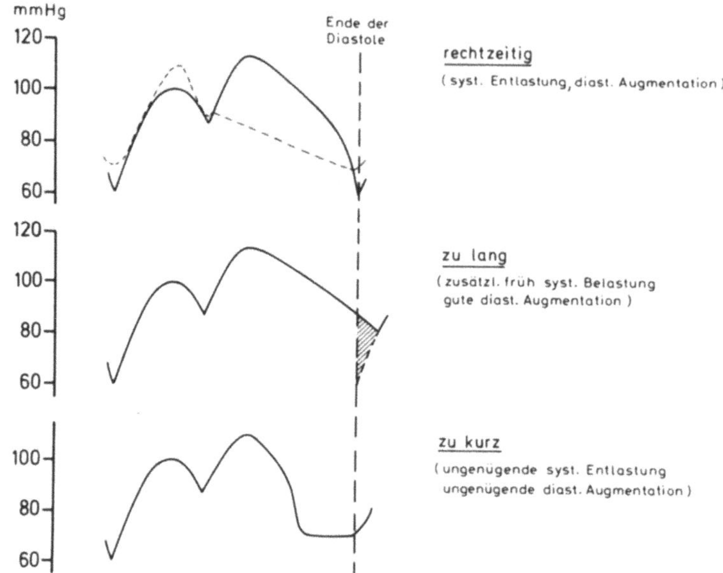

Abb. 13. Aortendruckkurven. Einstellung der Dauer der Ballonblähung vom Ende her (Bei richtigem Beginn der Ballonfüllung)

2. Position des intraaortalen Ballons

Für eine optimale Anhebung des mittleren diastolischen Aortendruckes ist die Lage des Ballonkatheters mit maßgebend. Die klappenwärts gerichtete Volumenverschiebung kommt dem Koronarsystem umso mehr zu Gute, je näher der Ballon vor die Aortenklappe gebracht werden kann. Vergleichende Untersuchungen von BUSSMANN und Mitarbeitern mit einem geraden in der Aorta descendens liegenden und einem in den Aortenbogen vorgeschobenen gekrümmten gleich großen Ballonkatheter ergaben einen deutlichen Anstieg des mittleren diastolischen Aortendruckes mit Verbesserung der Koronardurchblutung um etwa 35 % zugunsten der zentralen Lage (35, 69). Die bisher nur im Tierexperiment gewonnenen Ergebnisse mit einem weit zentral gelegenen bogenförmigen intraaortalen Ballon rechtfertigen aber wegen des Risikos einer Beeinträchtigung der cerebralen Durchblutung dieses Vorgehen in der Klinik nicht. Die Katheterlage unmittelbar caudal vom Abgang der linken A. subclavia hat bei einer guten Koronar-Wirksamkeit auch für die cerebrale Durchblutung Vorteile (19).

3. Eigenschaften des Ballons

a) **Volumen**. Für den Wirkungsgrad der diastolischen Volumenverschiebung ist nicht nur die Position des Ballonkatheters wesentlich, sondern auch das Volumen und die Form des Ballons. WEBER, IRNICH, LIN u.a. haben an Hunden und Kälbern den Einfluß der Ballongröße bei unterschiedlichen Füllungsvolumina auf die Augmentation geprüft (70, 97, 145). Bei normovolaemischen Versuchstieren war der höchste Druckanstieg bei den größten Ballonvolumina - bei nahezu kompletter Okklusion der Aorta - festzustellen. Unter Berücksichtigung der Dehnbarkeit der Aortenwand wird anhand der Druck-Volumen-Kennlinie der Aorta mit zunehmendem Druck die Aorta unnachgiebiger (Abb. 14) (70). Dementsprechend ist bei konstantem

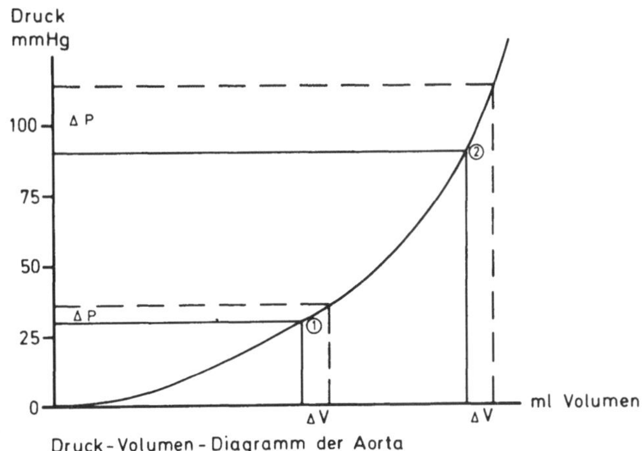

Abb. 14. Druck-Volumen-Kennlinie der Aorta (nach IRNICH). Eine gleiche Volumenzunahme führt im höheren Druckbereich - um 100 mmHg (2) - zu einem nahezu 4-fach größeren Druckzuwachs als im niedrigen Druckbereich - um 30 mmHg (1) - (vgl. Abb. 33)

Pump- bzw. Ballonvolumen die Drucksteigerung durch die IABP im niedrigen Druckbereich deutlich geringer als unter normalen Druckverhältnissen.

Ist der Ballondurchmesser größer als der der Aorta selbst, wird die Aortenwand zusätzlich gedehnt. Das auf die Dehnung entfallende Volumen steht für die diastolische Druckerhöhung nicht zur Verfügung. Bei einer kompletten Okklusion durch den Ballon muß dazu mit einer Traumatisierung der Aortenwand und zusätzlichen Schäden des Blutes wie einem Anstieg der Haemolyserate gerechnet werden. Ist der Ballondurchmesser relativ zur Aorta zu klein, wird zu wenig Blut nach zentral verschoben und außerdem der Abfluß nach distal nicht ausreichend gehemmt. Angesichts dieser Überlegung sollte der geblähte intraaortale Ballon annähernd 90 - 95 % des Aortenvolumens einnehmen.

b) Form des Ballons. Der Wirkungsgrad der Gegenpulsation ist überdies von der Form und der Entfalungsweise des Ballons abhängig. Ziel der Entwicklung zahlreicher modifizierter Ballonkonfigurationen ist eine optimale nach zentral gerichtete Volumenverdrängung. Es stehen außer dem bereits erwähnten, von BUSSMANN empfohlenen (35) gebogenen Ballonkatheter rein zylindrische Ballons und Ballons mit etwas größerem zentralen Querschnitt sowie birnen- und kugelförmigen Ausführungen zur Verfügung. Experimentelle Untersuchungen von LAIRD 1969 (89) und BLEIFELD 1972 (15) deckten bei den rein zylindrischen Ballons ein ungünstiges Phänomen auf: Bei der Inflation blähten sich zuerst die beiden Enden, so daß in der Ballonmitte Blut eingeschlossen wurde, das für die Augmentation nicht zur Wirkung kommen konnte. Dieses sog. "bubble-blowing" wird bei beiderseits leicht konisch zulaufenden Ballonenden vermieden. Zudem kann durch Aufteilung eines einkammerigen Ballons in 2 oder 3 Segmente, bei denen stets die mittlere bzw. die distal von der Aortenklappe gelegene Kammer als erste gefüllt wird, der beschriebene unerwünschte Effekt vermieden und die Volumenverschiebung optimiert werden (Abb. 15). MOULOPOULOS, WEBER und WEIKEL konnten für die 2- und 3-kammerigen Ballons anhand von in vitro- und in vivo-Messungen den Beweis einer besseren Koronardurchblutung und Druckentlastung des linken Ventrikels führen (103, 145, 147). Der Unterschied

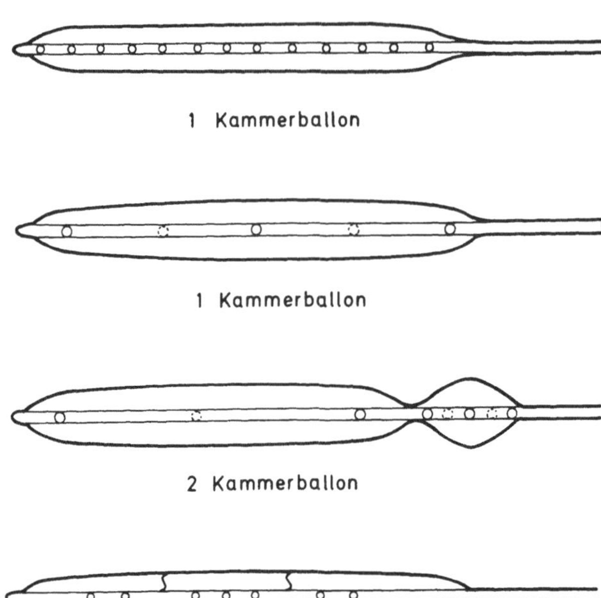

Abb. 15. Schematische Darstellung unterschiedlicher Konfigurationen und Konzeptionen der für den klinischen Gebrauch zur Verfügung stehenden intraaortalen Ballon-Katheter. Bei dem Doppelkammer-Ballon (3) ist zu beachten, daß der kleinere, distal gelegene Ballon einen größeren Durchmesser besitzt, als der mehr Volumen fassende proximale Ballon. Der kleinere, die Aorta descendens okkludierende Ballon, wird stets zuerst gebläht, da der Katheter in diesem Bereich mit mehr Öffnungen versehen ist. Infolgedessen wirkt sich die Volumenverschiebung durch den größeren Ballon allein nach proximal aus

zwischen den 2- und 3-kammerigen Ballonkathetern war unbedeutend. BROWN und Mitarbeiter konzipierten einen speziellen Doppel-Ballon-Katheter (30). Ein kleiner ovalärer Ballon liegt in der Aorta ascendens und einige Zentimeter distal ein längerer zylinderförmiger - nach Aussparung des Aortenbogens - in der Aorta descendens. Obwohl der proximale Ballon die erwünschte herznahe Volumenverdrängung hervorruft, hat sich diese Form als nachteilig erwiesen, vielleicht auch deswegen, weil kleine Positionsveränderungen zum Verschluß der Kopf- und Halsgefäße führen können. Das von BREGMAN et al. und auch von uns (19, 20) verwendete System ist mit einem Doppelkammerballon ausgestattet. Der distale kugelförmige Teil des Ballons wird zuerst gefüllt und okkludiert weitgehend die Aorta. Die unmittelbar folgende Blähung des proximal gelegenen, annähernd zylindrischen Ballons verdrängt dann das Blutvolumen herzwärts.

c) <u>Material des Ballons</u>. Der Wert der beschriebenen Ballontypen für den klinischen Einsatz muß auch von den Materialeigenschaften her beurteilt werden. Aus physiologischer Sicht müssen folgende Forderungen an das Material eines intraaortalen Ballonkatheters gestellt werden (IRNICH) (70):

1. Die Ballonwand sollte ausreichend dünn und elastisch sein, um den Katheter leicht in eine Arterie einführen zu können. Außerdem sollte

sich die Ballonmembran bei maximaler Entleerung eng an den Katheter
anschmiegen, um den Strömungswiderstand in dieser Phase möglichst klein
zu halten.
2. Der Ballon sollte hohe Frequenzen bis zu 150 Füllungsvorgänge pro
Minute über viele Stunden ohne Beeinträchtigung seines elastischen Ver-
haltens aushalten.
3. Das Material sollte einem Überdruck von mindestens 500 mmHg stand-
halten können.
4. Das Material sollte eine glatte Oberfläche zur Vermeidung von Bluttraumatisierung und Thrombenbildung aufweisen.

Die Katheter werden aus Latex oder verschiedenen Polyurethanverbindun-
gen hergestellt. Latex-Ballons genügen den heutigen Anforderungen
wegen ihrer zu großen Dehnbarkeit nicht mehr. KAYE und Mitarbeiter
haben eine umfassende in vitro- und in vivo-Studie über die im Handel
befindlichen intraaortalen Ballonkatheter durchgeführt. Ihre Ergebnisse
über Dauerbelastbarkeit, Volumenkonstanz und Oberflächeneigenschaften
sind von allgemeinem Interesse (83).

4. Art der Treibgase

Ohne Zweifel spielt auch die Wahl des Treibgases in den verschiedenen
IABP-Systemen eine gewisse Rolle. Es werden CO_2 und Helium verwendet.
In physikalisch-technischer Hinsicht ist eine möglichst geringe Visko-
sität und Dichte günstig, von seiten der Sicherheit des Patienten vor
Gasembolien bei Ballonverletzungen ist eine gute Löslichkeit des Gases
erwünscht (52). Einige Autoren, wie BUCKLEY, KANTROWITZ u.a. (32, 46,
81, 104, 136), bevorzugen wegen der geringeren Viskosität und Trägheit
und der daraus resultierenden minimalen Übertragungsverzögerung der
Impulse (insbesondere bei Arrhythmien) das Helium. BREGMAN, GOETZ,
WEBER u.a. haben sich für CO_2 entschieden. Sie geben den Viskositäts-
Differenzen keine entscheidende Bedeutung und betonen für CO_2 das weit
geringere Risiko des Patienten im Falle einer Ballonverletzung. Sowohl
CO_2 als auch Helium können durch die Ballonmembran diffundieren, so
daß ein Nachfüllen zur Erhaltung des Pumpvolumens nach einigen Stunden
notwendig ist. CO_2 diffundiert aber sicher langsamer als Helium und ist
daher auch in dieser Hinsicht günstiger zu bewerten. Neuerdings stehen
Ballonkatheter zur Verfügung, die mit einer weitgehend gasundurchläs-
sigen Membran überzogen sind.

Seit der ersten klinischen Anwendung der intraaortalen Ballongegenpulsation durch KANTROWITZ 1967 sind viele hundert Patienten mit dieser Form einer assistierten Zirkulation behandelt worden. In der Bundesrepublik werden jährlich etwa 4000 Operationen am offenen Herzen durchgeführt (116). Davon entfallen etwa 30 % auf angeborene Herzfehler, die vornehmlich im Kindesalter korrigiert werden, und 70 % auf erworbene Herzerkrankungen. Mit 10 - 15 % und einer ansteigenden Tendenz nimmt die Koronarchirurgie einen bemerkenswerten Platz ein. Etwa 10 % von den 4000 Herzoperierten pro Jahr - abhängig von der Zusammensetzung des Krankengutes - dürften eine postoperative Kreislaufinsuffizienz aufweisen, die den Einsatz der IABP rechtfertigen würde.

Andererseits werden in der Bundesrepublik 61.200 Tote nach Myokardinfarkt pro anno registriert, 10 % davon erkranken akut mit einem kardiogenen Schocksyndrom und Linksherzinsuffizienz. Mithin kann mit etwa 6000 Patienten dieser Gruppe gerechnet werden, die für eine temporäre mechanische Kreislaufunterstützung in Frage kommen (12, 33). Angesichts der nach wie vor bestehenden hohen Mortalitätsrate von 70 - 100 % (109) bei einem akuten Myokardinfarkt mit kardiogenem Schock und low-output-Syndrom nach Eingriffen am offenen Herzen sind weitere Bemühungen um eine vorübergehende effektive mechanische Kreislaufentlastung sicher berechtigt. Im Gegensatz zu den vasopressorischen Substanzen (Noradrenalin, Isoproterenol, Dihydroxyphenyläthylamin), bei denen eine kreislaufstabilisierende Wirkung mit einer Steigerung des myokardialen Sauerstoffbedarfs verbunden ist, wird die IABP der Forderung nach einer dem Herzen Energie sparenden Kreislaufunterstützung gerecht. Die IABP reduziert durch Senkung des systolischen linksventrikulären Druckes den myokardialen Sauerstoffbedarf und erhöht gleichzeitig durch die diastolische Augmentation die Koronardurchblutung. Die Gegenpulsation bietet daher für die Erholung reversibel geschädigten Myokards günstigere Bedingungen und vermag auch einer Vergrösserung des Infarktgebietes entgegenzuwirken.

Experimentelle und klinische Messungen mehrerer Arbeitsgruppen haben die haemodynamische Effektivität der IABP unter Beweis gestellt (14, 19, 29, 37, 45, 49, 51, 56, 65, 73, 81, 87, 93, 96, 99, 103, 104, 114, 131, 132, 139, 146). Trotzdem konnte die Mortalitätsrate des kardiogenen Schocks bisher nicht eindeutig gesenkt werden, so daß zahlreiche Herzzentren nach anfänglichem Enthusiasmus die Therapie des low-output-Syndroms mittels IABP wieder verlassen haben (44, 62, 74, 84, 141, 149). Es erschien uns daher notwendig zu sein, die Ursachen der Mißerfolge zu klären und noch offene Probleme der IABP-Behandlung im Tierversuch zu untersuchen, um Verbesserungen für den klinischen Einsatz der IABP und klare Indikationen ableiten zu können.

Trotz verschiedener in der Literatur angegebener Modelle zur experimentellen Erzeugung eines kardiogenen Schocks, bestehen erhebliche Schwierigkeiten, standardisierte, gut reproduzierbare Herzmuskelschädigungen zu erreichen. Aus diesem Grunde haben wir uns in einer Voruntersuchungsreihe bemüht, ein unseren Vorstellungen entsprechendes Modell der Herzmuskelschädigung für die Prüfung der IABP zu finden. Darüberhinaus haben

wir 3 uns zur Verfügung stehende Gegenpulsations-Anlagen geprüft, um
eine Apparatur auszuwählen, die den Erfordernissen einer sicheren, ein-
fachen und flexiblen Handhabung gut entspricht.

Im Hauptteil der Arbeit wurde der Einfluß des IABP unter Kontrollbedingungen und an 2 verschiedenen Formen einer tierexperimentelle erzeugten Herzschädigung untersucht.

A. Haemodynamik im großen und kleinen Kreislauf

Zur Beurteilung der Haemodynamik wurden folgende Parameter im großen
und kleinen Kreislauf gemessen: Mittlerer systolischer Aortendruck,
mittlerer diastolischer Aortendruck, maximaler und minimaler Aortendruck, Pulmonalarteriendrucke, enddiastolischer linksventrikulärer
Druck und maximale Druckanstiegsgeschwindigkeit (dp/dt_{max}).

B. Sauerstoffverbrauch des Herzens

Mit Hilfe der von BRETSCHNEIDER angegebenen haemodynamischen Determi-
nanten konnte auch eine Aussage über den myokardialen O_2-Verbrauch gemacht werden und unter Einbeziehung der $AVDO_2$ die Koronardurchblutung
berechnet werden.

IV. Tierexperimentelle Methoden

Insgesamt wurden 56 Versuche an gesunden Bastard-Hunden von 24 - 49 kg
Gewicht durchgeführt. Für die beiden Hauptversuchsgruppen "Serienligatur" und "Beta-Blockade und Hypoxie" wurden jeweils 8 Experimente aus-
gewertet.

A. Praemedikation, Narkose, Beatmung

30 Minuten nach Praemedikation mit 30 mg Piritramid (Dipidolor, Fa.
Janssen GmbH), 0,5 mg Atropin (Atropinsulfat) und 5 mg Droperidol
(Dehydrobenzperidol) wurde die Narkose mit 10 mg/kg Thiopental eingeleitet. Alle Tiere wurden nach endotrachealer Intubation durch einen
volumenkonstanten CAMECO-Respirator (Modell URS-701/Schweden) mit einem
N_2O/O_2-Gemisch (Verhältnis: 75 : 25) kontrolliert mit gleichbleibender Atemfrequenz von 12 pro Minute beatmet. Der exspiratorische CO_2-
Gehalt wurde zwischen 4,5 und 5,5 Vol.% gehalten und fortlaufend mit
einem URAS-M-Gerät (Fa. Hartmann und Braun) überwacht. Bei allen Versuchen erfolte die Relaxierung der Tiere nach Bedarf mit 0,1 mg/kg
Diallylnortoxiferin (Alloferin, Fa. Hoffman-La Roche).

B. Präparation und Katheterisierung

Folgende Gefäße wurden präpariert und angeschlungen: V. jugularis externa dextra, A. und V. brachialis dextra und sinistra, A. und V. femoralis dextra und sinistra. Nach Heparinisierung mit 3 mg/kg Heparin
i.v. wurden die Katheter eingeführt und in folgende Positionen gebracht
(Abb. 16 und 17):
1. Über die V. jugularis externa dextra ein Lehmann-Katheter (Charr.
8) in den Koronarsinus zur Messung der koronarvenösen O_2-Sättigung;
2. über die A. brachialis dextra einen an der Spitze verschlossenen mit
seitenständigen Öffnungen versehen Katheter (USCI, USA, 5440, Charr.7)
in die Aorta ascendens zur Messung der zentralen Aortendrucke und der
zentralen arteriellen O_2-Sättigung; 3. über die V. brachialis dextra
einen 5 F SWAN-GANZ-Einschwemmkatheter in die A. pulmonalis zur Messung
der Pulmonalarteriendrucke und der zentralvenösen O_2-Sättigung; 4. über
die A. brachialis sinistra eine dem HZV-Gerät der Fa. Fischer, Göttingen (BN 6560) zugehörige Thermosonde in den Aortenbogen zur Messung
der Bluttemperatur und Bestimmung des Herzzeitvolumens (Thermodilution);
5. über die B. brachialis sinistra einen COURNAND-Herzkatheter (Charr.
8) in den rechten Vorhof zur Injektion von eiskalter Ringer-Lösung
(HZV-Bestimmung); 6. über einen Seitenast der A. femoralis dextra ein
Kathetertippmanometer der Fa. Millar (TCB 100) in den linken Ventrikel
zur Messung des linksventrikulären Druckes; 7. über die A. femoralis
sinistra - nach end-zu-seit-Anastomosierung einer 6 mm Gefäßprothese -
einen 2-kammerigen Polyurethan-Ballonkatheter der Fa. Datascope (12 F,
23 ml Volumen) in die thorakale Aorta unmittelbar bis zum Abgang der
A. subclavia sinistra. Zusätzlich wurden zentrale Polyäthylen-Katheter

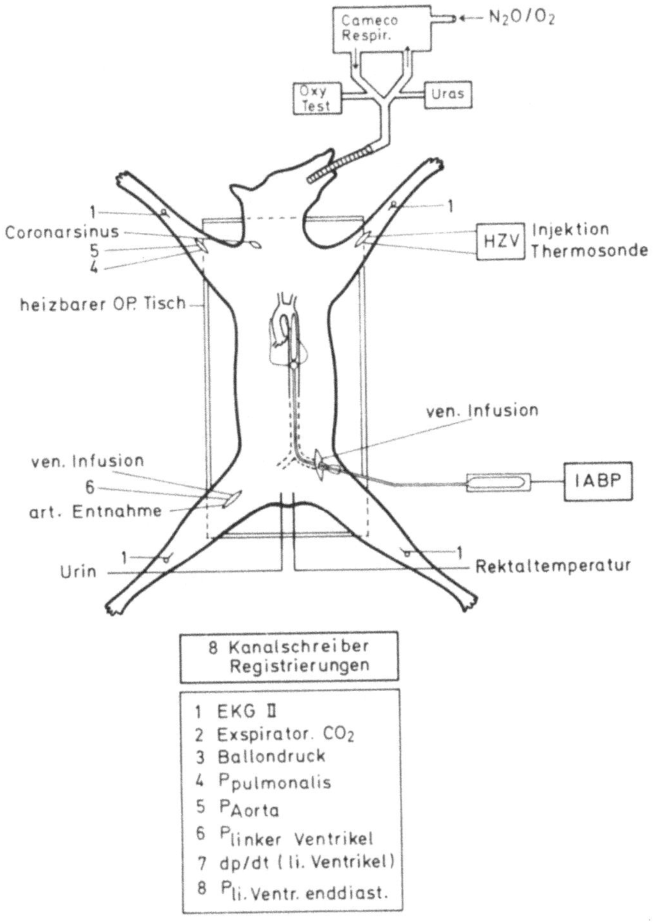

Abb. 16. Schematische Darstellung der Versuchsanordnung. Die Zahlen kennzeichnen die auf dem 8-Kanalschreiber registrierten Größen

der Fa. Vygon (No. 6) in die V. femoralis beiderseits zur Infusionstherapie und Applikation von Pharmaka gelegt. Ein weiterer Polyäthylen-Katheter (No. 4) wurde über den Hauptast der A. femoralis dextra in den unteren Abschnitt der thorakalen Aorta vorgeschoben, um bei den Hypoxieversuchen kurz aufeinanderfolgende Messungen der arteriellen Sauerstoffsättigung vornehmen zu können. Heparin wurde in Intervallen von 1 1/2 bis 2 Stunden in einer Dosierung von 2 mg/kg nachgegeben.

Bei den Voruntersuchungen zur Erzeugung einer standardisierten Herzschädigung wurde außerdem über die Ar. carotis dextra ein an der Spitze gebogener Metallkatheter vor die Aortenklappe geschoben. Dieser diente als Führung für einen SWAN-GANZ-Ballonkatheter (5 F), mit dem die Koronararterien sondiert wurden. Die Einzelheiten werden in dem entsprechenden Kapitel abgehandelt.

In allen Versuchen wurde die genaue Lage der Katheter mit einem Röntgensichtgerät der Fa. Siemens (SIRO-MOBIL 2) kontrolliert.

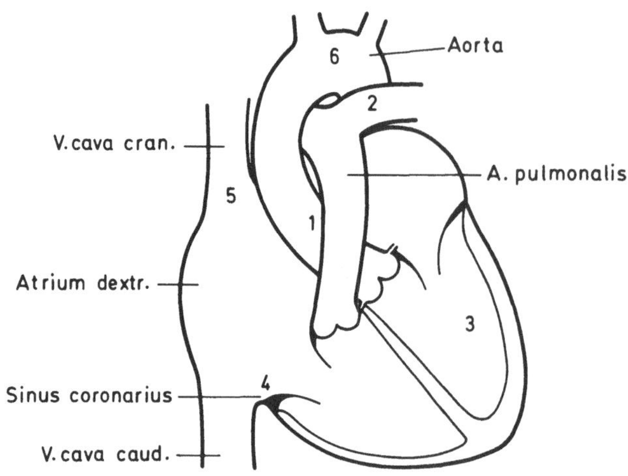

1 p Aorta ◄—— A. brachialis dextra
2 p A.pulmonalis ◄—— V. brachialis dextra
3 LVP, LVEDP, dp/dt (Katheter - Tipmanometer)
   ◄—— A.femoralis dextra
4 Coronarsinus ◄—— V. jugularis ext. dextr.
5 HZV - Injektion ◄—— V. brachialis sinistra
6 HZV - Thermosonde ◄—— A.brachialis sinistra

Abb. 17. Lage der Katheter in den Herzhöhlen bzw. Gefäßen

Eine Thorakotomie war bei den Voruntersuchungen (Kap. V. B) sowie der
Versuchsgruppe "Serienligatur" erforderlich. Die Eröffnung des Thorax
erfolgte stets nach Messung der Haemodynamik der IABP unter Kontrollbedingungen. Als Zugang zum Herzen wurde die linksseitige, laterale
Thorakotomie im 4. ICR in Rückenlage gewählt. Nach Eröffnung des Perikards (unter Schonung des Nervus phrenicus) wurden in Anlehnung an die
von ELLIS (47) angegebene Methode zunächst periphere Äste des Ramus anteri-
or descendens der linken Koronararterie ligiert, bis der Hauptast etwa
1 cm unterhalb des Abganges des septalen Astes unterbunden werden konnte. Zusätzlich erfolge die Ligatur weiterer Äste des Ramus circumflexus der linken Kranzarterie, bis ein deutlich abgrenzbarer cyanotischer
und akinetischer ischämischer Myokardbezirk in Erscheinung trat (Abb.
18).

C. Säure-Basen-, Elektrolyt- und Flüssigkeitshaushalt; Temperaturein-
stellung und Überwachung

Während der Versuche wurden zu jedem Messpunkt Analysen des Säure-
Basen-Haushaltes mit dem pH Bloodanalyzer 313 unter Benutzung des Nomo-
gramms von THEWS and VOGEL (INSTRUMENTATION LABORATORY INC.) und der
Elektrolyte Natrium, Kalium und Calcium (FLAMEPHOTOMETER 343, INSTR.
LAB.INC. CORNING CALCIUMANALYZER, 940) durchgeführt. Abweichungen von
den Normwerten wurden durch Bicarbonat bzw. entsprechende Elektrolyt-
lösungen korrigiert. Die Bestimmung der Haemoglobinwerte sowie die
O_2- und CO-Haemoglobin-Sättigungen im arteriellen, venösen und koronar-

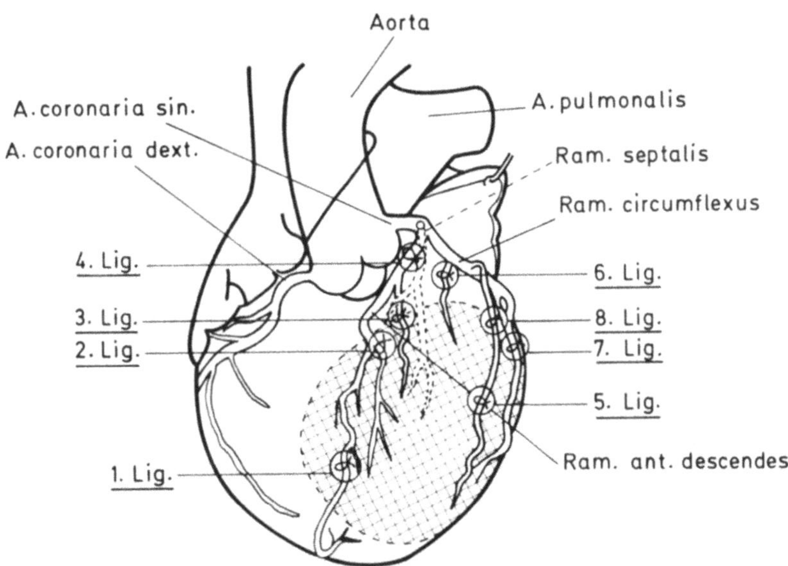

Abb. 18. Darstellung der von uns angewandten Technik der Koronar-
Serienligatur in Anlehnung an das von ELLIS angegebene Verfahren

venösen Blut, erfolgten mit dem CO-Oximeter (INSTRUMENTATION LABORATORY
USA, INC. 182) simultan zu den haemodynamischen Registrierungen. Hin-
sichlich des Meßprinzips der oximetrischen Bestimmungen wird auf die
Literatur verwiesen (98). Alle Tiere erhielten über die ganze Versuchsdauer Infusionen einer Glukose-Elektrolytlösung und bei Bedarf eine
Plasma-Ersatzlösung (Macordex 6 %ig, Fa. Knoll). Die Körpertemperatur
der Tiere konnte unter Verwendung eines speziellen, heizbaren Tierope-
rationstisches (Fa. Bundschuh, Griesheim) zwischen 37 und 38 Grad Cel-
sius gehalten werden.

D. Meßapparaturen und Registrierungen

Zur Messung der Blutdrucke wurden die Katheter an Statham-Elemente des
Typs P 23 Db angeschlossen. Die Verstärkung erfolgte über Trägerfre-
quenzbrücken der Fa. Hellige. Der vom Tippmanometer im linken Ventrikel
aufgenommene Druck wurde mit einer speziellen Druckmeßbrücke der Fa.
Millar (TCB 100) verstärkt. Für folgende simultane Registrierungen stand
ein 8-Kanal-Schreiber der Fa. Hellige, Programm 19, zur Verfügung: EKG
Extremitätenableitung II, exspiratorischer CO_2-Gehalt der Ausatmungs-
luft, Druck der A. pulmonalis, Druck der Aorta, Druck im linken Ventrikel, enddiastolischer Druck im linken Ventrikel und erster Differenti-
alquotient des linken Ventrikeldruckes. Die Abbildungen 19, 20 und 21
zeigen Registrierbeispiele für die Wirkung der IABP. Das Herzzeitvolumen wurde mit der Thermoinjektions-Methode nach SLAMA und PIIPER bestimmt (HZV-Gerät der Fa. Fischer KG, Göttingen, BN 6560) (127). Nach
GETHMANN et al. ist die Methode bei Vermeidung bekannter Fehlermöglich-
keiten ausreichend genau (55).

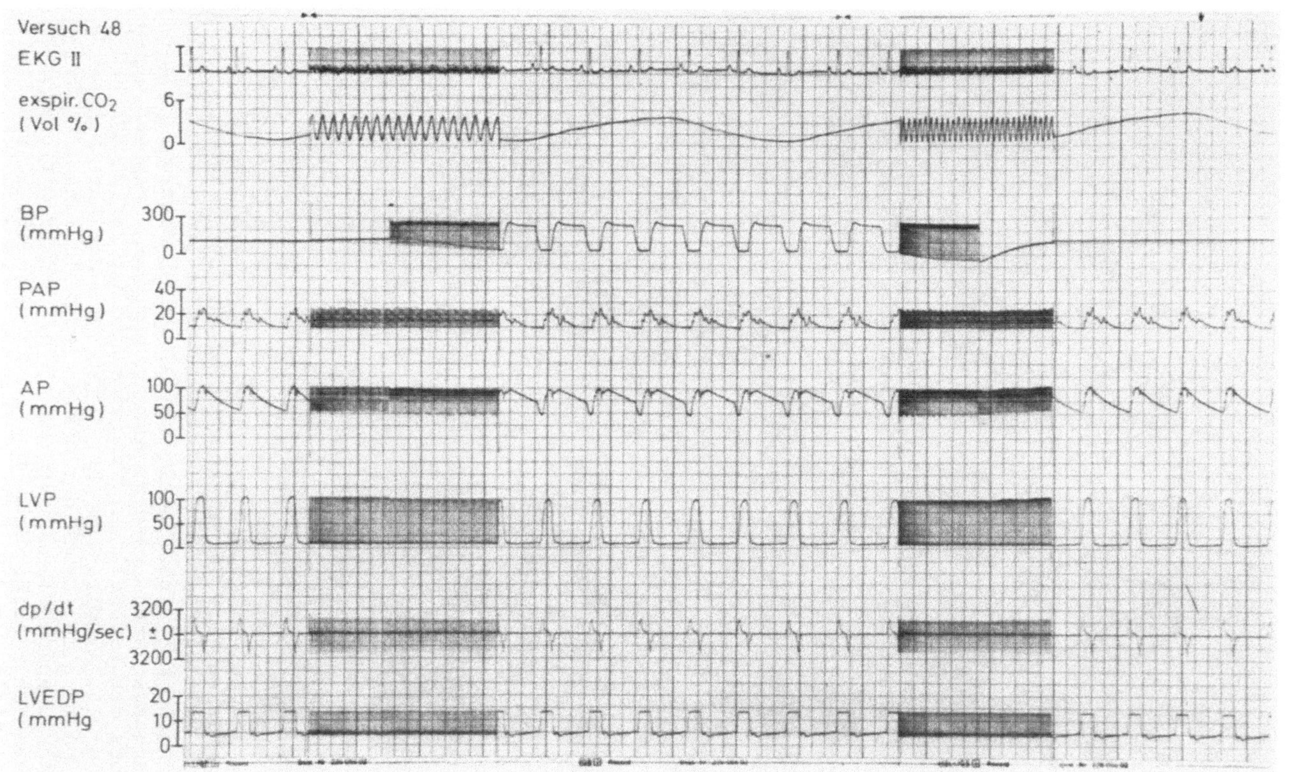

Abb. 19. Originalregistrierung, Haemodynamische Veränderungen durch die IABP unter Kontrollbedingungen. Von oben nach unten sind folgende Größen registriert: EKG (Extremitätenableitung II), exspiratorischer CO_2-Gehalt, Ballondruck, Pulmonalarteriendruck, Aortendruck, Druck im linken Ventrikel. Druckanstiegsgeschwindigkeit, linksventrikulärer enddiastolischer Druck

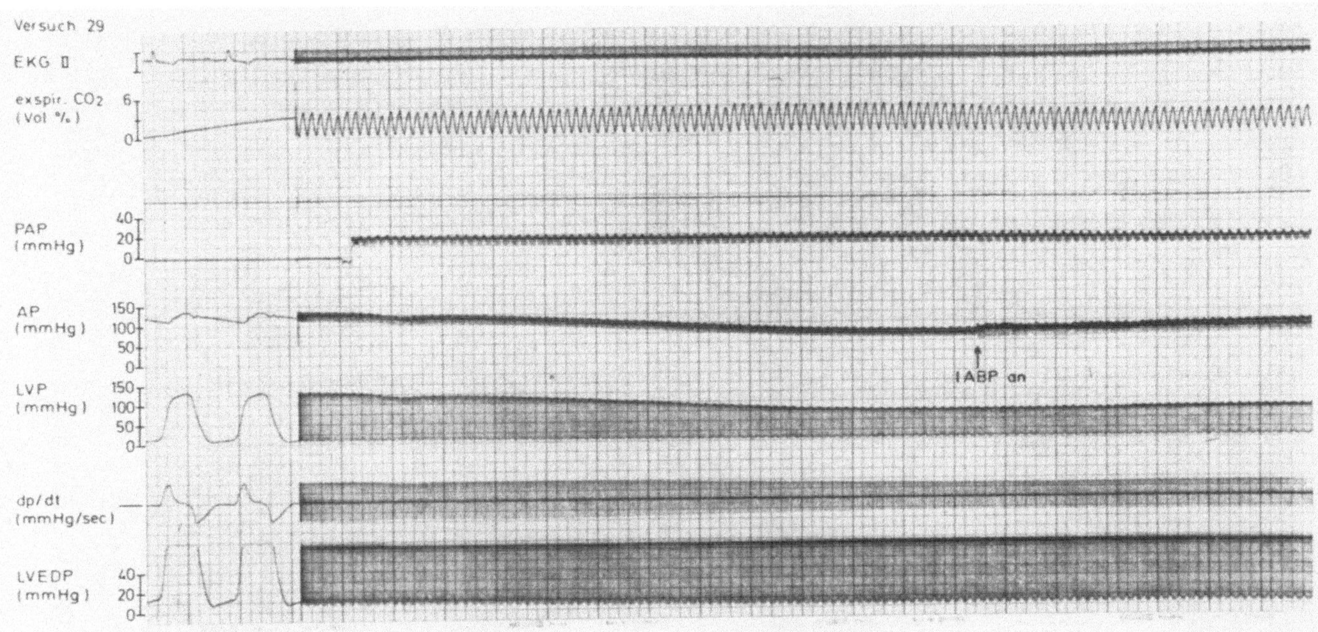

Abb. 20. Originalregistrierung, Einfluß der IABP nach Herzschädigung durch generelle arterielle Hypoxaemie (O_2-Mangelbeatmung). Der systolische Aortendruck beträgt bei Beginn der IABP 75 mmHg. Von oben nach unten sind folgende Größen registriert: EKG (Extremitätenableitung II), exspiratorischer CO_2-Gehalt, Pulmonalarteriendruck, Aortendruck, Druck im linken Ventrikel, Druckanstiegsgeschwindigkeit, linksventrikulärer enddiastolischer Druck

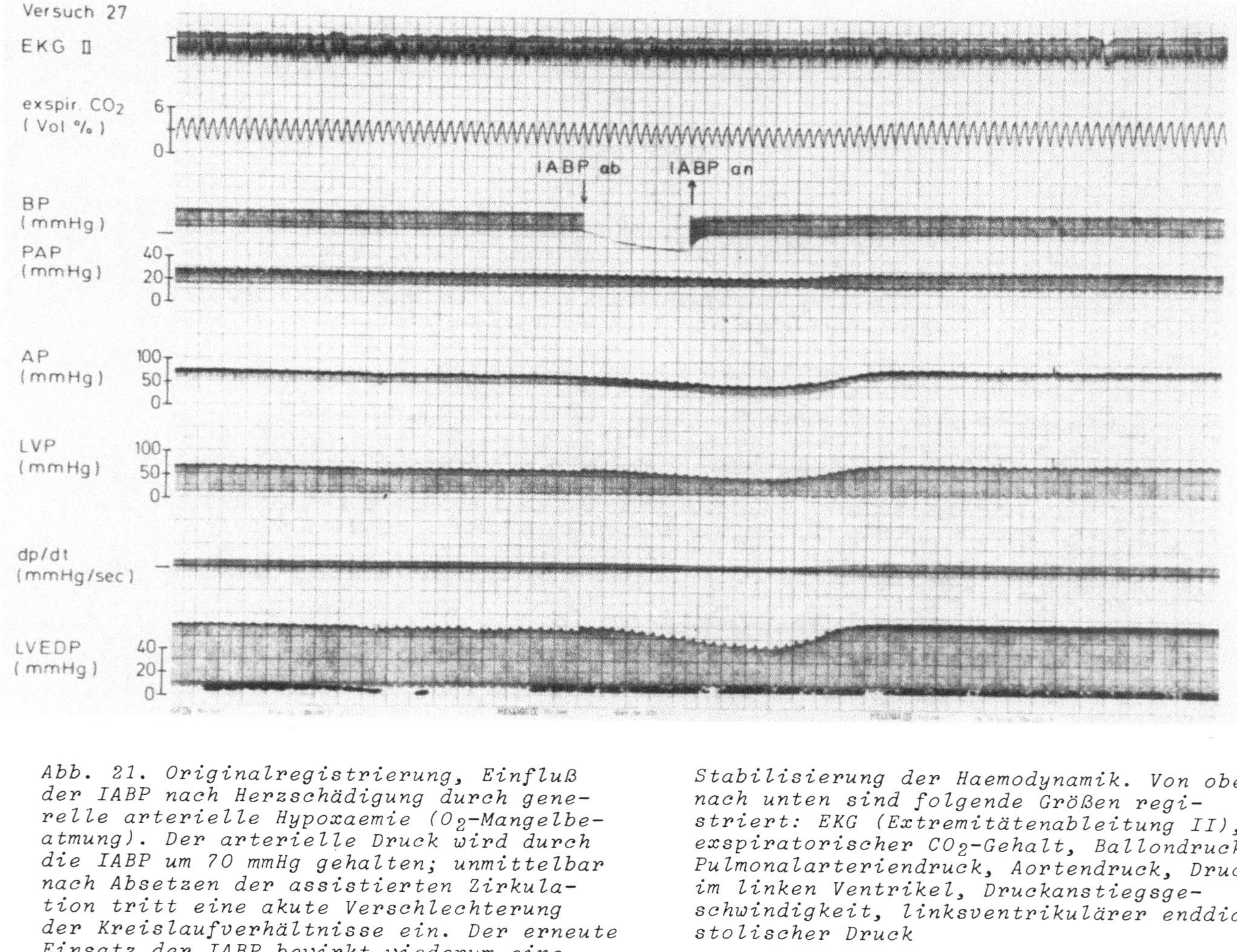

Abb. 21. Originalregistrierung, Einfluß der IABP nach Herzschädigung durch generelle arterielle Hypoxaemie (O_2-Mangelbeatmung). Der arterielle Druck wird durch die IABP um 70 mmHg gehalten; unmittelbar nach Absetzen der assistierten Zirkulation tritt eine akute Verschlechterung der Kreislaufverhältnisse ein. Der erneute Einsatz der IABP bewirkt wiederum eine Stabilisierung der Haemodynamik. Von oben nach unten sind folgende Größen registriert: EKG (Extremitätenableitung II), exspiratorischer CO_2-Gehalt, Ballondruck, Pulmonalarteriendruck, Aortendruck, Druck im linken Ventrikel, Druckanstiegsgeschwindigkeit, linksventrikulärer enddiastolischer Druck

E. Berechnung, Auswertung und Statistik

Um eine Aussage über den Energiebedarf des Herzens während der Behandlung mit der IABP machen zu können, muß der Sauerstoffverbrauch des linken Ventrikels bestimmt werden, Bisher war eine quantitative Aussage über die einzelnen sauerstoffverbrauchenden Prozesse und den Gesamtenergiebedarf des Herzens aus den haemodynamischen Größen nur in sehr beschränktem Maße möglich. So wurde mit dem von SARNOFF und Mitarbeitern angegebenen "Tension-Time-Index" (TTI), der sich aus dem Produkt aus der Fläche unter dem systolischen Anteil der Ventrikelkurve und der Herzfrequenz ergibt, nur ein Teil der energieverbrauchenden Phasen des Herzens berücksichtigt (125). Nach Untersuchungen von BRAUNWALD und SONNENBLICK und Mitarbeitern (18) sind die myokardiale Wandspannung - beeinflußt vom Ventrikeldruck, vom Ventrikelvolumen und von der Masse des Myokards - , der kontraktile Zustand des Herzens und die Herzfrequenz maßgeblich für den myokardialen Sauerstoffverbrauch. Der Basalstoffwechsel, die Aktivierungsvorgänge und die äußere Herzarbeit sollen eine relativ untergeordnete Rolle spielen. In neuerer Zeit wurde nun von BRETSCHNEIDER und Mitarbeitern ein neuer komplexer haemodynamischer Parameter zur Bestimmung des myokardialen Energieumsatzes entwickelt, der alle wesentlichen an der Herztätigkeit teilhabenden energieverbrauchenden Prozesse umfaßt (27, 28)*

$$\frac{ml\ O_2}{min \cdot 100g}$$

$$E_g = E_O + E_1 + E_2 + E_3 + E_4$$

$$E_O \qquad\qquad k_O \quad (k_O = 7,0 \cdot 10^{-1})$$

$$E_1 \qquad\qquad \cdot t_{syst} \cdot n \cdot k_1 \quad (k_1 = 3,0 \cdot 10^{-2})$$

$$E_2 = P_{syst} \cdot \frac{P_{syst}^{\ 1/2}}{dp/dt_{max}^{\ 1/3}\ _{isom.}} \cdot t_A \qquad\qquad \cdot n \cdot k_2 \quad (k_2 = 1,4 \cdot 10^{-3})$$

$$E_3 = \frac{dp}{dt}\ max \qquad\qquad \cdot n \cdot k_3 \quad (k_3 = 1,2 \cdot 10^{-5})$$

$$E_4 = \frac{d^2p}{dt^2}\ max \qquad\qquad \cdot n \cdot k_4 \quad (k_4 = 1,0 \cdot 10^{-8})$$

E_g entspricht dem Gesamtenergiebedarf und damit - bei Ausschluß eines glykolytischen Energiegewinns - dem Sauerstoffbedarf des linken Ventrikels. E_g setzt sich aus folgenden 5 additiven Gliedern zusammen:

E_O = Ruhe-O_2-Verbrauch,

E_1 = O_2-Verbrauch der elektrophysiologischen Prozesse,

E_2 = O_2-Verbrauch der Haltebetätigung während der Auswurfphase,

E_3 = O_2-Verbrauch der Spannungsentwicklung während der isometrischen Anspannungsphase,

E_4 = O_2-Verbrauch für die Inaktivierung des kontraktilen Systems während der Erschlaffungsphase.

---

* Das Glied E_2 und die zugehörige Konstante k_2 ist gegenüber der zitierten Literatur verändert, da nach neueren Untersuchungen der Arbeitsgruppe BRETSCHNEIDER das endsystolische Volumen pro Gewichtseinheit durch haemodynamische Größen approximiert werden konnte (Verh.Dtsch.Ges.Kreislaufforschung 38, 233-237 (1972) und persönlicher Mitteilung).

Das Glied E_O geht als konstanter Wert in den Gesamtparameter ein und
beträgt nach BONHOEFFER (16) 0,7 ml O_2/min·100 g für Nomothermie.
Diese Formel besitzt nach ausgedehnten tierexperimentellen Untersuchungen für verschiedenste - auch extreme - haemodynamische Bedingungen Gültigkeit (28).

Hinsichtlich der Begründung dieses Formelsystems und seiner tierexperimentellen Prüfung wird auf die einschlägige Literatur verwiesen (27,
28).

In unseren beiden Versuchsserien war es möglich, den Sauerstoffverbrauch
des Herzens über die haemodynamischen Einzelgrößen zu errechnen. Mit
Hilfe der durch Oximetrie bestimmten arterio-venösen Sauerstoffdifferenz ($AVDO_2$) des Koronarblutes konnte ferner aus dem Quotienten
"E_g/$AVDO_2$" die Koronardurchblutung ($\dot{V}_{cor}$) in ml/min·100 g berechnet
werden. Für die Berechnung von E_g wurden den Originalregistrierungen
folgende haemodynamischen Größen entnommen:

maximaler systolischer Aortendruck = P_{syst}.

maximale Druckanstiegsgeschwindigkeit = dp/dt_{max}.

Herzfreqzenz = HF.

Systolendauer (Q-T-Zeit) = t_{syst}.

Auswurfzeit (dp/dt_{max} - dp/dt_{min}) = t_{Ausw}.

Die Berechnung des Energieverbrauches (E_g) des linken Ventrikels erfolgte
durch Eingabe dieser Werte in ein entsprechendes Computerprogramm.
Der O_2-Gehalt des arteriellen und koronarvenösen Blutes wurde aus dem
Produkt von Haemoglobingehalt, O_2-Sättigung und Hüfner'scher-Zahl
(1,39 ml O_2/g Hb) ermittelt. Der Schlagvolumen-Index (SV-I) wurde durch
Division des HZV durch die Herzfrequenz errechnet. Der Herzarbeits-
Index (HA-I) ergab sich aus dem Produkt vom HZV-Index und mittlerem
systolischen Aortendruck, der Schlagarbeits-Index (SA-I) wurde entsprechend aus dem Produkt von Schlagvolumen-Index und mittlerem systolischen Aortendruck ermittelt. Der koronare Widerstand (W_{cor}) wurde
wie folgt berechnet:

$$W_{cor} = \frac{P_{dist.Aortendruck} - 10 \text{ mmHg}}{\dot{V}_{cor}} \qquad \left[\frac{\text{mmHg}}{\text{ml/min·100 g}} \right]$$

Das Subtraktionsglied von 10 mmHg im Zähler entspricht einem mittleren
"critical closing pressure". Von allen Meß- und Rechengrößen wurde der
Mittelwert $\bar{x}$ und der mittlere Fehler des Mittelwertes $S\bar{x}$ berechnet.
Die Differenzen zwischen einzelnen Versuchsgruppen wurden mit Hilfe
des gepaarten t-Testes auf Signifikanz geprüft.

V. Voruntersuchungen zur Erzeugung einer standardisierten, gut reproduzierbaren experimentellen Herzschädigung

Die durch chronische Einengung oder Thrombosierung der Herzkranzgefäße experimentell erzeugte hypoxämische Schädigung des Myokards kommt
dem klinischen Koronarverschluß beim Herzinfarkt am nächsten. 1862
setzte PANUM bei Hunden durch Injektion öliger Suspensionen in die
Aortenwurzel einen myokardialen Schaden (110). SAMUELSON induzierte
1881 einen Herzmuskelinfarkt nach Ligatur des Ramus anterior descendens
der linken Herzkranzarterie (122). Im gleichen Jahr stellte CONHEIM
fest, daß durch derartige Gefäßunterbindungen auffällige haemodynamische Veränderungen hervorgerufen werden können, wenn es zuvor nicht
zum Herzstillstand oder Kammerflimmern kommt (40). Seitdem BECK und
TICHY 1935 ihre Methode der schrittweisen Okklusion einer Koronararterie beschrieben haben, sind zahlreiche weitere Techniken entwikkelt worden (5). Problematisch erwies sich bei den meisten Verfahren,
einen gut zu definierenden und reproduzierbaren Grad der Gefäßeinengung zu erreichen. So ist es verständlich, daß die Literaturangaben
über die Mortalität nach experimentellem Koronarverschluß zwischen
10 und 90 % variieren (VANSANT) (140). Bei der Wahl eines geeigneten
Modells zur Erzeugung einer experimentellen hypoxaemischen Herzschädigung ist eine kritische Vorprüfung unerläßlich.

A. Koronarverschluß mittels Ballonkatheter ohne Thorakotomie

BRETSCHNEIDER teilte 1959 eine Technik zur Katheterisierung und Drosselung der linken Koronararterie am uneröffneten Thorax unter Verwendung eines speziellen Katheters mit (24). In Anlehnung an diese Methode
versuchten wir eine umschriebene Myokardschädigung des linken Ventrikels durch Koronarverschluß mittels eines dünnen Ballonkatheters zu
erreichen. Die Katheterisierung der Arteria coronaria sinistra wurde
bei uneröffnetem Thorax von der Arteria carotis dextra aus vorgenommen.
Unter Führung eines an der Spitze abgebogenen Spezial-Stahlkatheters,
mit dem die Koronarostien blind ertastet werden konnten, wurde über
das Lumen desselben ein 5 F SWAN-GANZ-Katheter (Lumen-Querschnitt:
0,8 mm^2) in die Koronararterie vorgeschoben. Nach Kontrastmittelfüllung
des Ballons war es möglich, mit einem Röntgensichtgerät die Lage der
Katheterspitze und den Grad der Gefäßokklusion zu beurteilen. Zudem
wurde der Koronararteriendruck distal des Ballons über ein Statham-
Element (P 23 Db) gemessen. Die nach diesem Verfahren verursachte umschriebene Herzmuskelschädigung war aber von Versuch zu Versuch recht
unterschiedlich, da die Größe des Infarktes vom Versorgungstyp und dem
Kollateralgefäß-System abhängig ist und bei geschlossenem Thorax nicht
vorher gesehen werden kann. In 4 von 6 Experimenten trat innerhalb von
5 - 10 Minuten nach Koronarverschluß ein nur schwer zu beeinflussendes
Kammerflimmern auf. Angesichts dieser Erfahrungen haben wir ein von
WEBER u.a. angegebenes Verfahren einer Koronarembolisation am uneröffneten Thorax durch Mikrosphären nicht angewandt (145, 149).

B. Ligatur des Ramus circumflexus der linken Koronararterie

Eine andere in der Literatur häufig angegebene Methode zur Erzeugung einer tierexperimentellen Herzmuskelschädigung ist die isolierte Ligatur des Ramus circumflexus der linken Herzkranzarterie distal des Abganges des Ramus septalis. Wir haben dieses Verfahren in 5 Hunde-Versuchen erprobt. Bei allen Tieren trat innerhalb von 3 - 6 Minuten Kammerflimmern auf; in 3 Fällen konnte das Kammerflimmern durch Defibrillation und medikamentöse Maßnahmen nur kurzzeitig beherrscht werden, ein ausreichendes haemodynamisches steady state war auch in den beiden anderen Versuchen nicht zu erreichen. Ähnlich unbefriedigende Ergebnisse sind von anderen Autoren mitgeteilt worden (47, 50, 65, 66, 148, 149). Als Ursache ist eine mit der Ligatur gleichzeitig gesetzte Einengung des für die Reizleitung wichtigen septalen Koronarastes zu erwägen. Dieser kann offensichtlich trotz Beachtung dieser Komplikationen und sorgfältiger Präparation bei anatomisch stark variierendem Abgang häufig nicht ausreichend geschont werden (140).

C. Serienligatur des Ramus descendens und des Ramus circumflexus der linken Koronararterie von peripher her im Verlauf von ca. einer Stunde

In Anlehnung an das von ELLIS angegebene Verfahren wurde eine Methode zur Erzeugung eines gut abgrenzbaren, ischämischen Myokardbezirkes entwickelt (47). Einzelne periphere Äste des Ramus anterior descendens und des Ramus circumflexus der A. coronaria sinistra wurden sukzessiv unterbunden. Bis zu 8 Ligaturen, die behutsam mit kurzen zeitlichen Unterbrechungen - zur Vermeidung von Rhythmusstörungen - gelegt wurden, waren erforderlich, bis sich ein umschriebener Bereich des linken Ventrikels cyanotisch verfärbte und paradox bewegte. Mit diesem Verfahren konnten wir in 17 Hundeversuchen einen gut reproduzierbaren Zustand des Herzversagens im Mittel über 35 Minuten aufrechterhalten. Der systolische Aortendruck fiel um 28 % gegenüber dem Ausgangswert, der linksventrikuläre enddiastolische Druck stieg um 50 % und der mittlere Pulmonalarteriendruck um 22 % an (siehe Ergebnisse Kap. VII, A). Bei sorgfältigem und schonendem operativen Vorgehen, begrenzter Eröffnung des Perikards und Temperaturregelung mit einem heizbaren Operationstisch waren die Versuchsverhältnisse ausreichend vergleichbar zu gestalten.

D. Beta-Blockade und Druckbelastung mit Noradrenalin bei uneröffnetem Thorax

Nach pharmakologisch induzierter Belastung des Herzens durch Druckerhöhung mit Noradrenalin (10 mg in einer 500 ml Glukoseinfusion) nach vorhergehender beta-Rezeptoren-Blockade mit der hohen Dosis von 1,5 mg/kg Propranolol konnten diffuse linksventrikuläre Herzmuskelnekrosen vom Innenschichttyp erzielt werden. Infolge der akuten Überlastung des linken Ventrikels (arterielle Druckwerte bis zu 300 mmHg) kommt es zu einer exzessiven Erhöhung der myokardialen Komponente des Koronarwiderstandes vor allem in den Innenschichten des linken Ventrikels. Dieses von uns an 6 Hunden durchgeführte Verfahren einer pharmakologischen Herzmuskelschädigung war zwar leicht zu reproduzieren, ein ausreichendes steady state war aber nur schwer zu erreichen.

E. Blockade kombiniert mit genereller arterieller Hypoxie bei uneröffnetem Thorax

Eine weitere Form der Herzschädigung wurde in 16 Hundeversuchen angewandt. Die Blockade der beta-Rezeptoren erfolgte in gleicher Weise wie
unter D angeführt mit 1,5 mg/kg Propranolol. Danach wurde bei konstanter Ventilation der inspiratorische O_2-Gehalt mit Hilfe eines Atem-
mischgerätes reduziert, bis typische haemodynamische Veränderungen zu
registrieren waren: Senkung des systolischen aortalen Bluddruckes um
25 - 30 %, Erhöhung des enddiastolischen linksventrikulären Druckes um
40 - 50 % und Erhöhung des mittleren Pulmonalarteriendruckes um 30 -
35 % gegenüber den Ausgangswerten. Diese haemodynamischen Veränderungen traten bei einer arteriellen O_2-Sättigung zwischen 20 und 50 % auf.
Die jeweilige individuelle "kritische" arterielle O_2-Sättigung wurde
dann über 30 bis 40 Minuten konstant gehalten.

Von den fünf in die Vorprüfung einbezogenen Verfahren einer experimentellen Herzschädigung erwiesen sich drei Methoden für eine zuverlässige
Beurteilung der Wirksamkeit der IABP als nicht geeignet. Nur die beiden
im Folgenden genannten Verfahren genügten sowohl hinsichtlich einer
befriedigenden Reproduzierbarkeit als auch hinsichtlich eines ausreichenden steady state den Anforderungen:

1. Die Serienligatur der Koronararterienäste nach dem von ELLIS angegebenen Verfahren, das durch einen sukzessiven Verschluß kleiner Herz
kranzgefäße klinische Verhältnisse nachahmt.
2. Beta-Rezeptoren-Blockade kombiniert mit genereller arterieller Hypoxie. Dieses Verfahren führt zu einer haemodynamischen Situation, die
mit dem low-output-Syndrom nach herzchirurgischen Eingriffen mit extra-
korporalem Kreislauf relativ gut vergleichbar ist.

Der prinzipielle Aufbau einer Gegenpulsationsanlage wird in der schematischen Darstellung (Abb. 22) erläutert.

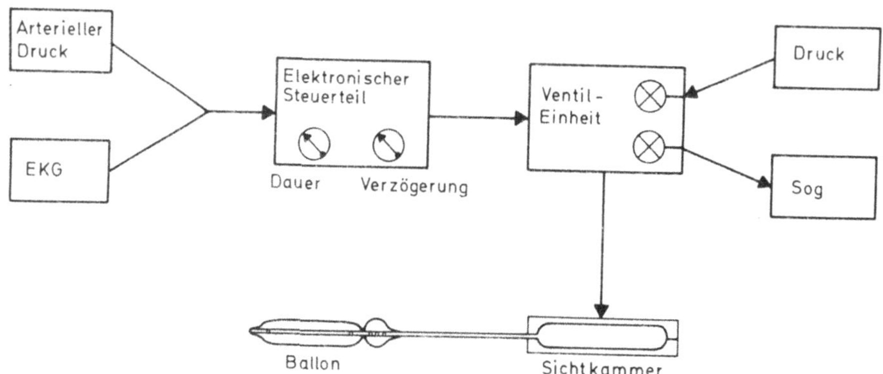

Abb. 22. Blockdiagramm einer Gegenpulsationsanlage. Im Prinzip besteht eine Gegenpulsationsanlage, wie in dem Blockdiagramm schematisch dargestellt wird, aus einer elektronischen Steuereinheit und einer Pumpeinheit. In dem Steuerteil kann der Beginn und die Dauer der Pumpphase eingestellt werden. Über die Pumpeinheit kann durch Ventilsteuerung auf den Ballonkatheter im Wechsel Druck und Sog ausgeübt werden. Die Druck- und Sogübertragung erfolgt über einen in einer Sicherheitskammer befindlichen zweiten Ballon, der die Funktion einer Trennmembran besitzt und gleichzeitig die Aktion des intraaortalen Ballons wiederspiegelt. Der Ballonkatheter selbst wird über eine Arteria femoralis bis distal des Abganges der linken Arteria subclavia in die Aorta vorgeschoben

A. Gegenpulsationsanlage A[*]

Es handelt sich bei diesem Gerät um ein Zweikreissystem mit einem intrakorporalen Anteil, dem Ballonkatheter, und einem extrakorporal gelegenen Antrieb- und Steuerteil. Der Steuerteil wird über die R-Zacke des EKG's in der Weise getriggert, daß Ballonentfaltung und Aortenklappenverschluß zusammenfallen. Bei jeder Kammeraktion z.B. auch bei Auftreten von Arrhythmien entleert sich der Ballon automatisch. Die elektronische Triggerung wird in einem Frequenzbereich zwischen 60 und 160 Impulsen/Minute ausgelöst. Bei Rhytmusstörungen besteht die Möglichkeit über eine intra- oder epikardiale Elektrode einen Schrittmacher einzuschalten. Füllkammer und Ballonkatheter stellen ein

---

[*] Ballonpulsationsgerät, Modell 3-VS, Richter, Mannheim

geschlossenes System dar, so daß bei einem Ballondefekt lediglich das
im Ballonkatheter befindliche Gasvolumen in den Kreislauf übertreten
kann. Die Füllkammer ist von der Treibkammer durch eine Membran ge-
trennt; während der Diastole wird durch den Druck des Treibgases in
der Treibkammer die Füllkammer entleert und damit das verdrängte Gasvolumen dem intraaortalen Ballon zugeführt. Die Entleerung in der Systole erfolgt durch Umschaltung auf Vakuum. Die Entfaltung und Entleerung des Ballons ist druckgesteuert, die Dauer der beiden Vorgänge ist
einstellbar. Der für dieses Pumpsystem entwickelte Ballonkatheter besteht aus einem Polyurethanballon (Membranstärke 150 µ), der auf den
distalen Abschnitt eines Polyäthylenkatheters gezogen ist und an den
Enden leicht konisch zuläuft.

B. Gegenpulsationsanlage B[*]

Diese Anlage ist schon häufig in der Klinik eingesetzt worden. Sie
kann bis zu 1 Stunde unabhängig vom Netzstrom betrieben werden. Der
elektronische Teil umfaßt 3 Funktionsbereiche:

1. Zweikanal-Oszilloskop,
2. Steuerung des Pumpvorganges und
3. Funktionskontrolle des gesamten Pumpsystems.

Der automatische Steuerablauf spricht auf Herzfrequenzen zwischen 30
und 200 Schlägen pro Minute an. Die Triggereinstellung kann sogar auf
einen ventrikulären Bigeminus adaptiert werden. Zeitpunkt und Dauer
der Füllung und Entleerung des Ballons werden in sehr einfacher Weise
durch 2 gegeneinander verschiebbare Hebel festgelegt. Die Deflation
des Ballons kann im 3. Drittel des RR-Intervalls eingestellt werden,
der Zeitpunkt der Inflation kann in die beiden ersten Drittel des RR-
Intervalls gelegt werden. Das RR-Intervall wird ständig aus den beiden
letzten Zyklen neu berechnet. Auf dem Oszilloskop werden EKG mit Trig-
gersignalen und der Pump- oder der zentrale arterielle Blutdruck fortlaufend dargestellt; die Herzfrequenz wird digital angezeigt.

In dem pneumatischen Teil ist das volumengesteuerte Zweikreissystem
mit Kompressor und Vakuumpumpe und den dazugehörigen Steuerventilen
untergebracht. Die Größe des Pumpvolumens kann während des Pumpvorganges mittels eines Drehventils geändert werden. Über einen Monitor
können 9 Alarmsignale, die durch apparative oder ballonbedingte Störungen hervorgerufen sein können, angzeigt werden. Ein eigens für
dieses Gerät konzipierter Katheter ist mit einem annähernd zylinder-
förmigen Ballon ausgerüstet, der in drei Kammern aufgeteilt ist. Die
mittlere Kammer, die einen etwas größeren Durchmesser als die Seiten-
kammern aufweist, wird wegen größerer Katheterperforationen stets zuerst gebläht. Die Ballonmembran ist aus einem speziellen Polyurethan-
material mit speziellen antithrombotischen Eigenschaften hergestellt.
Als Treibgas wird Helium eingesetzt.

---

[*] AVCO intra-aortic balloon pump, Modell IABP - 7, USA.

C. Gegenpulsationsanlage C[*]

Bei dieser Gegenpulsationsanlage sind die Pumpen, der elektronische
Steuerteil und ein Monitor mit Oszilloskop wie der bei unter B beschriebenen Anlage in einer fahrbaren Einheit zusammengefaßt. Der
Monitor kann mit wenigen Handgriffen ausgebaut und auch zur Überwachung am Krankenbett benutzt werden. Das ganze System kann ohne die
normale Netzstromversorgung über 2 Stunden mit Batterie betrieben
werden. Es können 3 verschiedene "Trigger-Logiken" eingestellt werden.
Der Triggerimpuls wird bei den ersten 2 Formen von der R-Zacke des
EKG's abgeleitet; Verzögerungsintervall, Füllzeit und Fülldauer sind
zusätzlich einzustellen.

1. Druck-Halten-Sog-Logik: Nach einem relativ langen Verzögerungsintervall wird mit dem Aortenklappenschluß der Ballon gefüllt. Der Ent-
   leerungszeitpunkt wird durch die Fülldauer bestimmt (Abb. 23).
2. Sog-Druck-Halten-Logik: Die R-Zacke löst nach einem sehr kurzen
   Verzögerungsintervall zu Beginn der mechanischen Systole eine Bal-
   londeflation aus. Am Ende der eingestellten Entleerungszeit wird in
   Koinzidenz mit dem Klappenschluß der Ballon rasch gebläht, der Druck
   wird bis zum nächsten R-Zacken-Impuls aufrechterhalten.
3. Triggerung über die arterielle Druckkurve: Der Pumpablauf wird durch
   den systolischen Druckanstieg der arteriellen Druckkurve ausgelöst.
   Entsprechend der Druck-Halten-Sog-Logik (Logik 1) wird das relativ
   lange Verzögerungsintervall und die Blähdauer so eingestellt, daß
   die Balloninflation zu Beginn und die Deflation am Ende der Diastole
   erfolgt.

Das Gerät schaltet bei jeder elektronischen Störung oder Verringerung
des Vakuums automatisch auf Entleerung des Ballons. Fünf verschiedene
Störungen im Funktionsablauf werden über das Kontrollsystem mit Alarm-
zeichen sichtbar und hörbar gemacht. Der Monitor mit dem Zweikanaloszilloskop bietet für die Überwachung der Patienten mehrere technische
Vorteile:

1. Drei verschiedene Geschwindigkeiten: 25, 50 und 100 mm/sec. Bei
   100 mm/sec sind die Pumpphasen direkt zu berechnen und einzustellen.
2. Über eine Referenzlinie sind alle gewünschten Druckgrößen nach vor-
   heriger Eichung direkt abzulesen.
3. Herzfrequenz, Temperatur - über eine Temperatursonde - und mittlerer
   arterieller Druck werden wahlweise zusätzlich digital angezeigt.

Der pneumatische Teil verfügt über einen Kompressor und eine Vakuumpumpe. Der Pumpvorgang erfolgt über ein Zweikreissystem, indem der
intraaortale Ballonkatheter an einen in einer Sichtkammer gelegenen
Ballon, der die Trennmembran bildet, angeschlossen wird. Die aus durch-
sichtigem, stabilen Kunstharz gefertigte Kammer gestattet eine visu-
elle Kontrolle der intraaortalen Ballonpulsation anhand der Berech-
nungen des Füllballons wie beim System A. Bei Verletzung oder Ruptur
des intraaortalen Ballons kann nur das Füllvolumen in die Aorta ge-
langen. Für diese Anlage stehen ein- und zweikammerige Ballonkatheter
zur Verfügung. Sie zeichnen sich durch eine besonders dünne gewebs-
freundliche und gut zusammenlegbare (für die Kathetereinführung) Poly-
urethanmembran aus. Hinsichtlich der haemodynamischen Eigenschaften
beider Ballontypen wird auf das entsprechende Kapitel verwiesen (II C,
3). Das getrennte System "intraaortaler Ballon und Füllballon" (in der
sichtbaren Pumpkammer) ist aus Sicherheitsgründen mit CO_2 gefüllt,

---

[*] Intra-aortic balloon-pump, Datascope-System 80 A, USA.

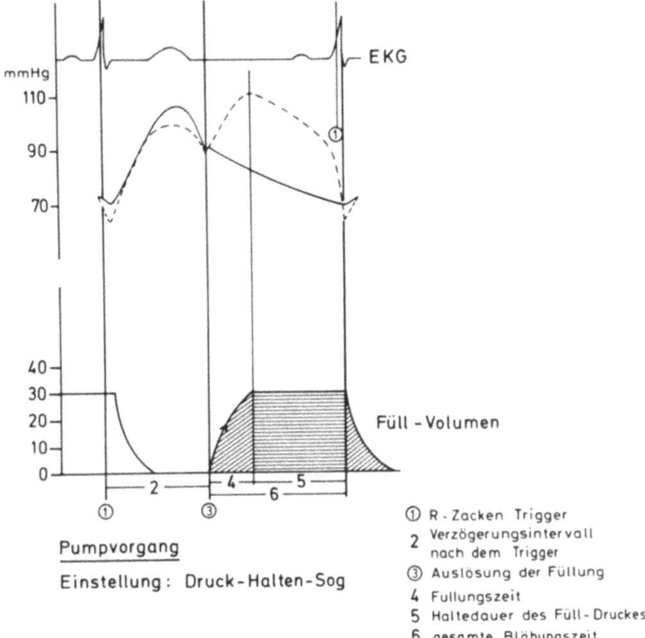

Abb. 23. Schematische Gegenüberstellung des zeitlichen Ablaufs des Pumpvorganges und des Druckverhaltens in der zentralen Aorta bei der Trigger-Logik "Druck-Halten-Sog". Der veränderte Aortendruck wird durch die gestrichelte Linie dargestellt

deren Wasser-Löslichkeit die des Heliums um etwa das 60-fache übertrifft.

Nach Vorprüfung der einzelnen Gegenpulsationsanlagen haben wir uns für das Datascope-System 80 entschieden. Dafür waren folgende Gründe ausschlaggebend:

1. An der größeren haemodynamischen Effektivität von mehrkammerigen gegenüber einkammerigen Ballonkathetern besteht kein Zweifel (siehe Kapitel II, C, 3). Der für dieses Gerät entwickelte zweikammerige Ballonkatheter läßt sich aufgrund seiner günstigen mechanischen Eigenschaften besonders leicht in das entsprechende Gefäß einführen und ohne Schwierigkeiten in die Aorta vorschieben. Die dünne Polyurethan-Membran des Ballons scheint auch hinsichtlich der Stabilität, der Gasdichtigkeit und der Blutverträglichkeit allen Anforderungen zu genügen.
2. Die aus Kunstharz gefertigte, durchsichtige Sicherheitskammer mit dem zweiten Ballon, dem Füllballon, zeigt ein spiegelbildliches, anschauliches Kontrollbild der Pumpaktionen des Aorten-Ballons.
3. Der beschriebene Monitor mit dem Zweikanaloszilloskop und den wahlweisen digitalen Anzeigemöglichkeiten für verschiedene Parameter garantiert eine einfache und sichere Überwachung während der Behandlung.
4. Die verschiedenen Möglichkeiten der elektronischen Steuerung des Pumpvorganges erlauben eine universelle Anwendung für tierexperimentelle und für klinische Zwecke. Die Druck-Halten-Sog-Logik ist

unter steady-state-Bedingungen bei hohen Frequenzen, wie sie u.a.
im Tierexperiment auftreten, vorzuziehen. Diese "Logik" gewährlei-
stet durch die relativ lange Phasenverschiebung zwischen Trigger-
signal (R-Zacke) und Ballonblähung und durch die Lage der - gegenüber der Füllung - etwas trägeren Sogphase am Ende des Ablaufes
eine Anpaßbarkeit und Effektivität auch bei höchsten Frequenzen.
Bei Rhytmusstörungen kann die Ballonblähung allerdings infolge des
konstanten Verzögerungsintervalls in die Systole hineinreichen.
Eine ständige Kontrolle ist daher erforderlich.

5. Für die klinische Routineanwendung ist die Sog-Druck-Halten-Logik
   für den Patienten als besonders risikoarm anzusehen. Bei normalen
   Herzfrequenzen ist die relative Trägheit der Entleerungsphase unerheblich, da dann die Latenzzeit zwischen R-Zacken-Impuls und Defla-
   tionsbeginn ausreicht. Rhythmusstörungen stellen bei dieser "Logik"
   keine Gefahr im Sinne einer systolischen Mehrbelastung dar, weil
   jede R-Zacke mit einer Ballonentleerung beantwortet wird.

6. Die Triggerung über die arterielle Druckkurve hat sich bei Störungen in den EKG-Ableitungen bewährt, insbesondere bei stark defor-
   mierten QRS-Komplexen, Arrhythmien und Anwendung von elektrischer
   Energie im Operationssaal.

VII. Ergebnisse der Versuchsgruppe "Koronar-Serienligatur" (8 Experimente)

Die Resultate sind auf folgende Weise gegliedert:
A. Haemodynamische Veränderungen
  1. durch IABP unter Kontrollbedingungen,
  2. nach Herzschädigung durch Koronar-Serienligatur,
  3. durch IABP nach Herzschädigung.
B. Sauerstoffverbrauch des linken Ventrikels
  1. durch IABP unter Kontrollbedingungen,
  2. durch IABP nach Herzschädigung.

A. 1. Haemodynamische Veränderungen durch IABP unter Kontrollbedingungen (Tabelle 1)

Der Einfluß der IABP wurde 20 Minuten Anwendungsdauer mit den Ausgangswerten und den sich daraus ergebenden abgeleiteten Größe verglichen. Der systolische Aortendruck und der Ventrikeldruck wurde gesenkt: von 120 ± 8 mmHg auf 111 ± 7 mmHg (p< 0,0025), linksventrikulärer enddiastolischer Druck von $7,3 \pm 1$ mmHg auf $6,3 \pm 1$ mmHg (p< 0,0025). Die maximalen und mittleren Aortendrucke konnten deutlich angehoben werden: maximaler diastolischer Aortendruck von 104 ± 7 mmHg auf 114 ± 8 mmHg (p< 0,0025), mittlerer diastolischer Aortendruck von 92 ± 8 mmHg auf 103 ± 8 mmHg (p< 0,0005). dp/dt_{max} wurde von 2299 ± 306 mmHg/sec auf 2028 ± 290 mmHg/sec (p< 0,005) vermindert. Herzfrequenz und mittlerer Pulmonalarteriendruck änderten sich nicht wesentlich. Herzarbeit (HA-I) und Schlagarbeit (SA-I) wurden reduziert: HA-I von 15410 ± 1980 mmHg $\cdot$1/kg$\cdot$min auf 12560 ± 1450 mmHg$\cdot$1/kg$\cdot$min (p< 0,005), SA-I von 190 ± 25 mmHg$\cdot$ml/kg auf 162 ± 24 mmHg$\cdot$ml/kg (p< 0,025).

A.2. Haemodynamische Veränderungen nach Herzschädigung durch Koronar-Serienligatur (Tabelle 2)

Nach sukzessiver Unterbindung mehrerer Äste der linken Herzkranzarterie entwickelte sich eine umschriebene Myokardschädigung im antero-lateralen Bereich des linken Ventrikels. Die haemodynamischen Befunde waren mit der Symptomatik eines kardiogenen Schocks vergleichbar. Der systolische Aortendruck fiel im Mittel um 28 % auf Werte unter 90 mmHg (von 120 ± 8 mmHg auf 86 ± 5 mmHg (p< 0,01). Der linksventrikuläre enddiastolische Druck erhöht sich etwa um 100 % (von $7,3 \pm 1$ mmHg auf 14 ± 1 mmHg (p< 0,0005)). Der mittlere Pulmonalarteriendruck stieg von 14 ± 2 mmHg auf 18 ± 2 mmHg (p< 0,05) an. dp/dt_{max} nahm von 2299 ± 306 mmHg/sec auf 1022 ± 85 mmHg/sec - um mehr als die Hälfte ab - , das Herzzeitvolumen lag deutlich niedriger (HZV-I 146 ± 20 ml/kg$\cdot$min gegenüber 87 ± 22 ml/kg$\cdot$min (p< 0,01). Bei einem Versuch waren die Herzzeitvolumenmessungen nicht zu verwerten, meßtechnische Schwierigkeiten hinsichtlich der Thermodilution bei eröffnetem Thorax standen dabei im Vordergrund.

A.3. Haemodynamsiche Veränderungen durch IABP nach Herzschädigung (Tabelle 3)

In Analogie zu dem Vorgehen in der Hypoxie-Gruppe wurde während dieser definierten Herzschädigung die IABP für den Zeitraum von 20 Minuten eingesetzt. Die Kreislaufverhältnisse konnten signifikant gebessert und nahezu normalisiert werden. Die Anwendungsdauer der Gegenpulsation war aber zu kurz, um eine endgültige Stabilisierung herbeizuführen. Herzarbeit und Schlagarbeit blieben etwa gleich (HA-I: 6752 ± 1689 mmHg·1/kg·min gegenüber 6978 ± 1533 mmHg·1/kg·min; SA-I: 82 ± 24 mmHg ·ml/kg gegenüber 80 ± 22 mmHg·ml/kg (p = n.s.); HZV-I: 87 ± 22 ml/kg· min gegenüber 97 ± 23 ml/kg·min ($p < 0,0025$); systolischer Aortendruck von 86 ± 5 mmHg auf 84 ± 3 mmHg). Als Folge der effektiven Augmentation des maximalen diastolischen Aortendruckes (von 75 ± 4 mmHg auf 97 ± 4 mmHg ($p < 0,0005$)) wurde der mittlere diastolische Aortendruck signifikant angehoben (von 67 ± 4 mmHg auf 87 ± 4 mmHg ($p < 0,0005$)). Der vorher deutlich erhöhte linksventrikuläre enddiastolische Druck war am Ende des Pumpintervalls von 14 ± 1 mmHg auf 11 ± 1 mmHg ($p < 0,0025$) gesenkt worden, während der auf 18 ± 2 mmHg angestiegene Pulmonalarteriendruck nur geringgradig auf 16 ± 2 mmHg ($p < 0,005$) erniedrigt wurde.

B.1. Sauerstoffverbrauch des linken Ventrikels durch IABP unter Kontrollbedingungen (Tabelle 4)

Die intraaortale Ballongegenpulsation bewirkte unter Kontrollbedingungen eine Reduktion des myokardialen O_2-Verbrauches (E_g) von $6,31 \pm 0,6$ auf $5,90 \pm 0,4$ ml/min·100 g. Die Glieder des Energiebedarfes für die Haltebetätigung und für die Spannungsentwicklung - E_2 und E_3 - wurden etwas kleiner (E_2 von $2,47 \pm 2$ auf $2,36 \pm 0,2$ ml/min·100 g; E_3 von $2,23 \pm 0,3$ auf $1,94 \pm 0,3$ ml/min·100 g). Bei annähernd gleichbleibender koronarvenöser Sättigung verringerte sich die $AVDO_2$ nur unbedeutend (von $9,2 \pm 1,8$ Vol.% auf $8,6 \pm 1,8$ Vol.%). Demzufolge änderte sich die aus Sauerstoffverbrauch und $AVDO_2$ errechnete Koronardurchblutung ($\dot{V}_{cor}$) unter diesen Kontrollbedingungen nicht ($76,9 \pm 8$ gegenüber $76,7 \pm 11$ ml/min·100g). Der koronare Widerstand (W_{cor}) nahm von $1,25 \pm 0,3$ auf $1,39 \pm 0,3$ mmHg/ml/min·100 g zu. Die haemodynamischen Veränderungen unter dem Einfluß der IABP sind ebenso in der Kontrollserie der Hypoxie-Gruppe nicht signifikant. Bei der Auswertung der oximetrischen Ergebnisse mußten Messungen von 2 Versuchen wegen vorübergehender inkorrekter Lage des Koronarsinuskatheters unberücksichtigt bleiben.

B.2. Sauerstoffverbrauch des linken Ventrikels durch IABP nach Herzschädigung (Tabelle 4)

Die haemodynamischen Veränderungen nach Koronar-Serienligatur waren deutlich ausgeprägt: der myokardiale Sauerstoffverbrauch ging von $6,31 \pm 0,6$ unter Kontrollbedingungen auf $4,87 \pm 0,4$ ml/min·100 g zurück. Diese Änderung beruhte in erster Linie auf dem E_3-Glied. Der Sauerstoffverbrauch für die Spannungsentwicklung nahm von $2,23 \pm 0,3$ (Kontrollwert) auf $1,14 \pm 0,5$ ml/min·100 g ab, während E_2 - der Energiebedarf für die Haltebetätigung - von $2,47 \pm 0,2$ nur auf $2,12 \pm 0,2$ ml/min·100 g zurückging. Die Koronardurchblutung stieg von $76,9$

± 8 auf 97,4 ± 18 ml/min·100 g an, der koronare Widerstand ging von
1,25 ± 0,3 auf 0,72 ± 0,1 mmHg/ml/min·100 g zurück.
20 Minuten nach IABP-Anwendung war der Sauerstoffverbrauch nicht signifikant verändert (4,87 ± 0,4 gegenüber 4,98 ± 0,3 ml/min·100 g); der
durch die Hypoxie stark reduzeirte Anteil von E_3 an E_g wurde durch die
IABP aber angehoben (1,14 ± 0,4 gegenüber 1,38 ± 0,3 ml/min·100 g). Die
koronarvenöse Sauerstoffsättigung blieb weitgehend konstant (43 ± 5,3 %
gegenüber 44 ± 5,3 %). Der Haemoglobingehalt fiel gegenüber den Kontrollwerten (12,0 ± 1 g %) unter diesen Versuchsbedingungen deutlich
ab (über 9,7 ± 0,8 auf 8,9 ± 0,8 g %) (Abb. 24). Bei signifikanter Erniedrigung der $AVDO_2$ von 5,0 ± 0,7 auf 4,2 ± 0,7 Vol.% (p < 0,0005)
wurde die Koronardurchblutung um + 23 % angehoben (97,4 ± 18 gegenüber
118,6 ± 23 ml/min·100 g (p < 0,025)). Der koronare Widerstand blieb
unter der IABP etwa gleich (0,72 ± 0,1 gegenüber 0,70 ± 0,1 mmHg/ml/min
·100 g).

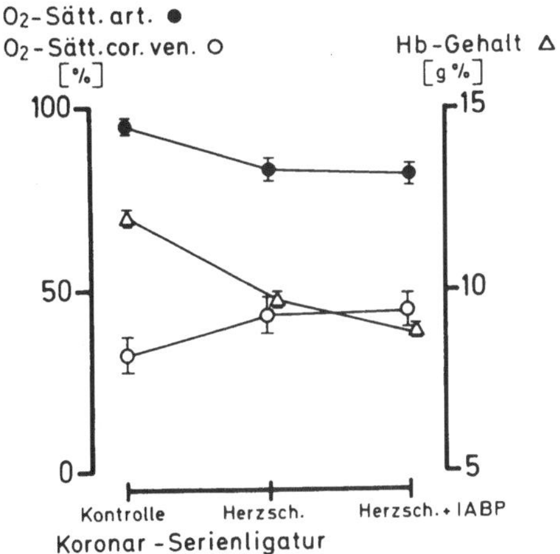

*Abb. 24. Verhalten von arterieller- und koronarvenöser O_2-Sättigung
sowie des Haemoglobingehaltes unter Kontrollbedingungen, nach Koronar-
serienligatur und unter IABP nach Koronarserienligatur. Nach Koronar-
serienligatur steigt die koronarvenöse O_2-Sättigung von 32 auf 43 % an,
die arterielle O_2-Sättigung nimmt von 95 auf 83 % ab. Der Hb-Gehalt
fällt wegen der Thorakotomie von 12 g % über 9,7 g % auf 8,9 g % ab.
Insgesamt ist der Einfluß der IABP nach Koronarserienligatur auf die
arterielle und koronarvenöse O_2-Sättigung nicht signifikant (vgl.
Abb. 30)*

Die Resultate sind wie im Kapitel VII auf folgende Weise untergliedert:
A. Haemodynamische Veränderungen
    1. durch IABP unter Kontrollbedingungen,
    2. nach Herzschädigung durch generelle arterielle Hypoxie bei beta-
       Blockade,
    3. durch IABP nach Herzschädigung.
B. Sauerstoffverbrauch des linken Ventrikels
    1. durch IABP unter Kontrollbedingungen,
    2. durch IABP nach Herzschädigung.

A.1. Haemodynamische Veränderungen durch IABP unter Kontrollbedingungen (Tabelle 5)

20 Minuten entsprach erwartungsgemäß den Befunden der Kontrollgruppe
für die Koronar-Serienligatur. Die Herzfrequenz blieb unverändert. Es
kam zu einer Senkung des systolischen Aorten- und linksventrikulären
Druckes infolge Reduktion der "afterload" von 126 ± 7 auf 118 ± 6 mmHg
(p< 0,05). Der mittlere diastolische Aortendruck wurde von 98 ± 6 auf
113 ± 5 mmHg (p< 0,01) angehoben, der maximale diastolische Aortendruck
wurde von 111 ± 7 auf 129 ± 5 mmHg (p< 0,0025) erhöht. Der minimale
diastolische Aortendruck nahm von 85 ± 5 auf 76 ± 3 mmHg (p< 0,01) ab.
Hierbei handelt es sich aber nur um eine kurze "negative Zacke", die
für den mittleren diastolischen Aortendruck nicht ins Gewicht fällt.
Der linksventrikuläre enddiastolische Druck wurde von 6,1 ± 0,5 auf 5,5
± 0,5 mmHg (p< 0,05) gesenkt. Der mittlere Pulmonalarteriendruck blieb
mit 16 ± 1 mmHg gleich. dp/dt_{max} wurde wenig - von 2494 ± 178 auf 2261
± 138 mmHg/sec (p< 0,025) - herabgesetzt. Das Herzzeitvolumen wurde
von 105 ± 12 auf 90 ± 9 ml/kg·min (p< 0,025) und die Herzarbeit von
12270 ± 2000 auf 9890 ± 1320 mmHg·ml/kg·min (p< 0,025) reduziert. Ein
Versuch dieser Serie war nicht verwertbar, weil die HZV-Messungen technische Mängel aufwiesen.

A.2. Haemodynamische Veränderungen nach Herzschädigung durch generelle arterielle Hypoxie bei beta-Blockade (Tabelle 6)

Eine Gegenüberstellung der haemodynamischen Größen unter Kontrollbedingungen und nach der experimentellen Herzschädigung ergibt folgende Resultate: Deutlicher Anstieg der Herzfrequenz von 87 ± 8 auf 101 ± 5
Schägen pro Minute (aufgrund der großen Streuung nicht signifikant);
signifikanter Abfall des arteriellen Druckes um 28 % (p< 0,0025);
mittlerer Aortendruck von 107 ± 7 auf 77 ± 6 mmHg (p<0,0025); systolischer
Aortendruck von 126 ± 7 auf 90 ± 7 mmHg. Mittlerer Pulmonalarteriendruck und enddiastolischer Druck im linken Ventrikel von 16 ± 1 auf
24 ± 3 mmHg (p<0,01) und von 6,1 ± 0,5 auf 11 ± 1 mmHg (p<0,0025).
Reduktion von dp/dt_{max} von 2494 ± 178 auf 1298 ± 194 mmHg/sec

(p< 0,0005). Das Schlagvolumen nahm von 1,28 $\pm$ 0,16 auf 0,95 $\pm$ 0,13
ml/kg (p< 0,0005) ab, die Herzarbeit verringerte sich aber nur wenig,
da die Herzfrequenz entsprechend anstieg.

A.3. Haemodynamische Veränderungen durch IABP nach Herzschädigung (Tabelle 7)

Unter diesen Bedingungen einer generellen Hypoxie konnte die kontinuierlich fortschreitende Kreislaufverschlechterung nach Einsatz der
IABP aufgehalten werden. Durch eine 20 Minuten dauernde Gegenpulsation
wurde der mittlere diastolische Aortendruck von 71 $\pm$ 7 auf 84 $\pm$ 7 mmHg
signifikant angehoben (p< 0,005), während der mittlere Aortendruck nur
geringgradig von 77 $\pm$ 6 auf 82 $\pm$ 5 mmHg erhöht wurde. Der maximale
diastolische Aortendruck war mit + 18 % (79 $\pm$ 8 auf 93 $\pm$ 5 mmHg) deutlich verbessert, er lag um 3 mm höher als der systolische Aortendruck
vor Beginn der IABP. Der linksventrikuläre enddiastolische Druck wurde
signifikant von 11 $\pm$ 1 auf 8 $\pm$ 1 mmHg gesenkt (p< 0,005). Der durch
die Hypoxie erhöhte Druck in der Pulmonalarterie sank während der IABP
nur wenig - um 3 mmHg - ab. Eine weitere Abnahme der Herzarbeit, das
Schlagvolumens und der dp/dt_{max}-Werte wurde durch die IABP verhindert.
Nach Abbruch der IABP verschlechterten sich die Kreislaufverhältnisse
zusehends. Durch erneute Gegenpulsation konnte ein Kreislaufzusammen-
bruch wiederholt aufgehalten werden. Obwohl die IABP unter diesen Versuchsbedingungen einer fortbestehenden Hypoxie die allgemeine Haemodynamik nicht wesentlich verbesserte, war die Stabilisierung der Kreislaufverhältnisse bzw. das Aufhalten eines Kreislaufzusammenbruches
während des 20 Minuten dauernden Einsatzes doch sehr eindrucksvoll.

B.1. Sauerstoffverbrauch des linken Ventrikels durch IABP unter Kontrollbedingungen (Tabelle 8)

Unter Kontrollbedingungen nahm der Gesamtsauerstoffverbrauch nach IABP
etwas - aber nicht signifikant - ab (von 6,94 $\pm$ 0,6 auf 6,37 $\pm$ 0,5 ml/
min·100 g). Entsprechend verhielten sich die Glieder für die Haltebetätigung und die Spannungsentwicklung (E_2 von 2,69 $\pm$ 0,24 auf 2,47$\pm$
0,23 ml/min·100 g; E_3 von 2,60 $\pm$ 0,37 auf 2,28 $\pm$ 0,25 ml/min·100 g).
Bei einem geringgradigen Anstieg der koronarvenösen Sättigung von
31 $\pm$ 4,5 auf 32 $\pm$ 4,3 Vol.% verringerte sich die $AVDO_2$ nur unwesentlich.
Die Koronardurchblutung blieb annähernd gleich (68,1 $\pm$ 8 gegenüber
70,0 $\pm$ 6 ml/min·100 g). Der koronare Widerstand stieg von 1,62 $\pm$ 0,3
auf 1,79 $\pm$ 0,1 mmHg/ml/min·100 g an. Die zentralvenöse O_2-Sättigung
stieg geringgradig von 75,8 $\pm$ 3 auf 77,5 $\pm$ 3 % (p< 0,01) an, die arterielle Sauerstoffsättigung ging von 96 $\pm$ 0,6 auf 94 $\pm$ 0,5 % zurück. Der
Haemoglobingehalt änderte sich nicht (12,8 $\pm$ 1 gegenüber 12,6 $\pm$ 1 g %).
Die oximetrischen Messungen zur Bestimmung der $AVDO_2$ und der Koronardurchblutung (mittels E_g) und des Koronarwiderstandes konnten nur in
6 Versuchen herangezogen werden, da in 2 Experimenten einzelne Meß-
punkte fehlten.

B.2. Sauerstoffverbrauch des linken Ventrikels durch IABP nach Herzschädigung (Tabelle 8)

Nach Herzmuskelschädigung durch O_2-Mangelbeatmung und vorhergehender
beta-Blockade sank der Sauerstoffverbrauch von 6,94 $\pm$ 0,6 (Kontroll-

bedingungen) auf 5,41 $\pm$ 0,4 ml/min·100 g. Die Koronardurchblutung stieg mit der Hypoxie um + 126 %. Der koronare Widerstand nahm stark ab (von 1,62 $\pm$ 3 auf 0,43 $\pm$ 0,1 mmHg/ml/min·100 g). Unter dem Einfluß der IABP wurde der myokardiale Sauerstoffverbrauch weiter auf 5,13 $\pm$ 0,4 ml/min·100 g gesenkt; (E_2 von 2,19 $\pm$ 0,20 auf 1,96 $\pm$ 0,17 ml/min ·100 g; E_3 von 1,57 $\pm$ 0,22 auf 1,53 $\pm$ 0,25 ml/min·100 g). Die unter diesen Bedingungen äußerst niedrige koronarvenöse Sauerstoffsättigung stieg unter der IABP von 5,0 $\pm$ 0,3 % auf 6,0 $\pm$ 0,3 % (p < 0,01) an. Auch die AVDO$_2$ wurde unter der IABP noch kleiner (von 3,4 $\pm$ 0,5 auf 2,6 $\pm$ 0,2 Vol.% (p < 0,0125)). Die Koronardurchblutung wurde durch die IABP um + 24 % angehoben (von 159,2 $\pm$ 28 auf 197,4 $\pm$ 27 ml/min·100 g (p < 0,05)). Der schon sehr kleine koronare Widerstand verringerte sich durch IABP nicht weiter (0,43 $\pm$ 0,1 gegenüber 0,42 $\pm$ 0,1 mmHg/ml/min ·100 g). Die zentralvenöse O$_2$-Sättigung stieg bemerkenswerterweise von 6,0 $\pm$ 2 auf 8,7 $\pm$ 1 % (p < 0,0005) an. Im Verlaufe der Versuche sank der Haemoglobingehalt von 12,8 $\pm$ 1 g % (Ausgangswert) über 11,7 $\pm$ 1 g % auf 11,1 $\pm$ 1 g % bei den letzten Messungen. Die Veränderungen des Hb-Gehaltes waren bei dieser Versuchsserie am uneröffneten Thorax deutlich geringer ausgeprägt als in der Serie mit den Koronarserienligaturen (Abb. 24 und 25).

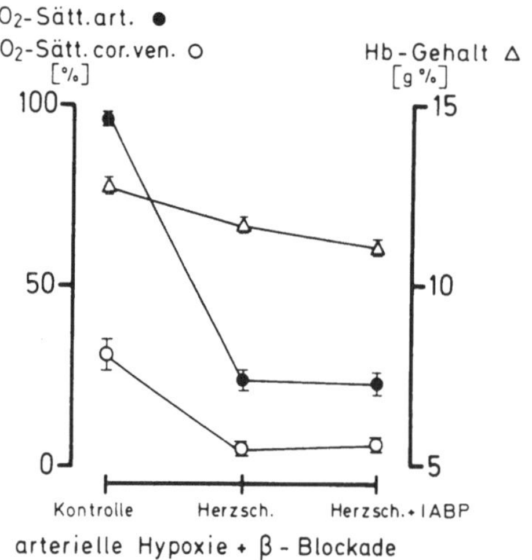

Abb. 25. Verhalten von arterieller- und koronarvenöser O$_2$-Sättigung sowie des Haemoglobingehaltes unter Kontrollbedingungen, nach arterieller Hypoxie kombiniert mit beta-Blockade und unter IABP bei fortbestehender arterieller Hypoxie. Starker Abfall von arterieller und koronarvenöser O$_2$-Sättigung unter Hypoxie. Der Haemoglobingehalt verringert sich in dieser Versuchsserie deutlich weniger als bei den thorakotomierten Tieren (vgl. Abb. 24). Die IABP bewirkt keine zusätzliche Änderung der arteriellen O$_2$-Sättigung; die koronarvenöse O$_2$-Sättigung steigt unter der IABP nur gering (nicht signifikant) an (vgl. Abb. 31)

IX. Diskussion

<u>A. Besprechung der Voruntersuchungen</u>

Die akute Einengung des Koronarlumens oder eine postoperative hypoxämische Myokardschädigung infolge temporärer Unterperfusion der Koronararterien hat eine Verschlechterung der Myokardfunktion mit Abnahme
des Blutdruckes und Verminderung des Herzzeitvolumens zur Folge. Sowohl der Myokardinfarkt als auch alle Formen des kardiogenen Schocks,
gleich welcher Genese (septischer-, toxischer-, Verbrennungsschock),
sind durch eine Verschlechterung der Energieversorgung des Herzens mit
einer Störung des Verhältnisses von Sauerstoffangebot zu Sauerstoffbedarf gekennzeichnet (20, 32, 46).

Die Ursache einer unzureichenden Sauerstoffversorgung des Myokards
liegt erstens in der Einengung des koronaren Strombettes; der Schwere-
grad der koronaren Mangeldurchblutung ist dabei vom Ausmaß der Einengung oder vom Ort des Koronarverschlusses abhängig. Zweitens kommt es
beim kardiogenen Schock aufgrund eines zu niedrigen koronaren Perfusionsdruckes über eine Verminderung des Koronarflusses zu einer gene-
ralisierten Myokardhypoxie, die im weiteren Verlauf unterhalb einer
druckabhängigen kritischen Grenze zu Myokardnekrosen führt. Nach herzchirurgischen Eingriffen mit Ventrikulotomie spielt darüberhinaus die
traumatische Myokardschädigung eine gewisse Rolle.

Es erhebt sich daher die Frage, welche Forderungen an eine Therapie
für das geschädigte Myokard gestellt werden müssen.

1. Beim Herzinfarkt

Das durch den Koronarverschluß bedingte verminderte myokardiale O2-
Angebot kann über das Kollateralgefäßsystem durch Erhöhung des koronaren Perfusionsdruckes gesteigert werden. Dadurch kann eine Ausbreitung
des Infarktareals verhindert (82, 93, 99, 104, 107, 114, 126) bzw.
eine Erholung des hypoxämisch geschädigten myokardialen Randbezirkes
ermöglicht werden (56, 79, 95, 112, 113, 118).

2. Beim low-output-Syndrom

Hierbei sollte dem generell hypoxaemisch geschädigten Herzmuskelgewebe
die Möglichkeit geboten werden: 1. durch Verbesserung der Engergiebi-
lanz und 2. durch "Schonstoffwechsel" auf niedrigem Niveau eine Verbesserung der Muskelfunktion und gleichzeitig eine Erholung der Muskel-
strukturen zu erreichen.

Eine wirkungsvolle Therapie für beide Formen der Herzschädigung sollte
daher folgende Voraussetzungen erfüllen:

1. Erhöhung des Sauerstoffangebotes an das Myokard durch Anheben des
   Perfusionsdruckes,
2. zusätzliche Energieeinsparung durch Senkung der Herzarbeit.

Im Gegensatz zu anderen therapeutischen Maßnahmen (z.B. Katecholamine)
($\underline{53}$, $\underline{63}$), bei denen eine gleichzeitige Erhöhung des systolischen (O_2-
Bedarf) und diastolischen (O_2-Angebot) Perfusionsdruckes keine ent-
scheidende Verbesserung der energetischen Situation des Herzmuskels bedeutet, wird die intraaortale Gegenpulsation je nach Ausgangslage den
o.g. Forderungen gerecht ($\underline{104}$). Bei dieser Form der assistierten Zirkulation wird durch Senkung des systolischen Aortendruckes eine Druckentlastung des linken Ventrikels erreicht. Somit wird auch der myokardiale Sauerstoffbedarf reduziert. Die Anhebung des diastolischen aortalen Blutdruckes, die von dem externen Pumpsystem geleistet wird,
erhöht durch Steigerung der Koronarperfusion dabei das myokardiale
Sauerstoffangebot. Es resultiert also nicht nur eine dynamische Entlastung für das Herz, sondern durch die zusätzliche Erhöhung des
Sauerstoffangebotes wird die Energiebilanz wirksam verbessert. Der
letztgenannte Effekt trifft auch für den rechten Ventrikel zu und kann
das Rechtsherzversagen entscheidend verbessern.

Um den Einfluß der intraaortalen Ballengegenpulsation auf die Haemodynamik und Koronardurchblutung eines in seiner Funktion eingeschränkten Herzens prüfen zu können, war es erforderlich, ein geeignetes
Modell einer experimentellen Herzschädigung auszuwählen. Die Vielzahl
der in den letzten 100 Jahren angegebenen Verfahren, von PANUM 1862
bis ELLIS 1964, zeigt die Schwierigkeiten auf, das Ausmaß der Schädi-
gung zu standardisieren und reproduzierbar zu gestalten (5, $\underline{41}$, $\underline{47}$, $\underline{50}$,
$\underline{66}$, $\underline{99}$, $\underline{114}$, $\underline{118}$, 148). Im Kapitel V wurde ausführlich auf die Voruntersuchungen eingegangen, die sich auf 5 verschiedene Methoden zur Er-
zeugung einer Herzschädigung bezogen. Wir haben schließlich 2 Techniken
bevorzugt, die unseres Erachtens mit den pathophysiologischen Vorgängen
beim Herzinfarkt und postoperativen low-output-Syndrom am besten vergleichbar sind:

1. Die Koronar-Serienligatur des Ramus anterior descendens der linken
   Koronararterie,
2. die generelle arterielle Hypoxämie durch O_2-Mangelbeatmung nach
   vorhergehender beta-adrenerger Blockade.

Die Serienligatur einer oder mehrerer Herzkranzarterien, ($\underline{40}$, $\underline{47}$, $\underline{122}$,
$\underline{140}$) entspricht dem akuten Myokardinfarkt in der Klinik. Zahlreiche
Arbeitsgruppen ($\underline{14}$, $\underline{29}$, $\underline{37}$, $\underline{41}$, $\underline{45}$, $\underline{49}$, $\underline{50}$, $\underline{65}$, $\underline{66}$, $\underline{93}$, $\underline{101}$, $\underline{118}$, $\underline{148}$,
$\underline{149}$) haben daher dieses Modell z.T. in modifizierter Form bei ihren
Untersuchungen angewandt. VANSANT beschrieb die anatomische Besonder-
heit des septalen Astes der linken Herzkranzarterie beim Hund und be-
tonte, daß die Ligatur dieses Gefäßes proximal des Abganges des septalen
Astes häufig zu irreversiblem Kammerflimmern führte ($\underline{140}$). HIATT et al.
stellten eine deutlich geringere Tendenz zum Kammerflimmern fest, wenn
zwischen Thorakotomie und Ligatur des Ramus circumflexus der linken
Kranzarterie 2 Stunden gewartet wurde ($\underline{66}$). ELLIS wies darauf hin, daß
nach isolierter Unterbindung eines größeren Koronargefäßes im Tierexperiment die Ausbildung einer Infarktsymptomatik ausblieb, wenn die
O_2-Versorgung des Myokards über ein ausgedehntes Kollateralgefäß mög-
lich war ($\underline{47}$). Diese Beobachtung wurde von FINEBERG unterstrichen ($\underline{50}$);
94 % der Hunde mit Ligatur des Ramus anterior descendens der linken
Koronararterie überlebten und zeigten nur eine kurzzeitige Verschlechterung der Kreislaufverhältnisse. Unter Berücksichtigung einer ausgedehnten Kollateralzirkulation nach isoliertem Verschluß einer größeren
Koronararterie und der außerordentlichen Anfälligkeit des Myokards
gegenüber Rhythmusstörungen ist es verständlich, daß es beim Hund nicht
einfach ist, eine haemodynamisch exakt zu definierende Herzschädigung
zu erzeugen. Bei kritischer Beurteilung unseres Modells der Koronar-
serienligatur müssen folgende Schlüsse gezogen werden:

Mit dieser Technik war ein typischer, gut abgrenzbarer, akinetischer
Infarktbezirk im Bereich der Vorderwand des linken Ventrikels zu erhalten. Rhythmusstörungen mit irreversiblem letalen Ausgang auf der
einen Seite und eine haemodynamisch ungenügende Infarktsymptomatik
andererseits sahen wir aufgrund zu geringer Erfahrungen nur in der
Anfangsphase der Versuchsreihe "Koronar-Serienligatur". Später konnten
die geforderten haemodynamischen Veränderungen nach Herzschädigung über
einen begrenzten Zeitraum im steady state gehalten werden, so daß es
möglich war, die Wirksamkeit der assistierten Zirkulation mit der IABP
zu untersuchen (Abb. 26). Es muß aber zugegeben werden, daß die Handhabung und die Überwachung des Versuchsablaufes insgesamt schwierig
war. Das wird auch von Befürwortern dieses Modells (29, 47, 50, 66, 140)
bestätigt. Die Nachteile einer Thorakotomie waren nicht zu vermeiden.
Auch bei schonendem und behutsamen operativen Vorgehen war ein blu-
tungsbedingter Haemoglobinabfall in allen Versuchen festzustellen. Die
einzelnen Koronarligaturen mußten schrittweise gelegt werden. Entsprechend dem Ablauf der haemodynamsichen Veränderungen und der Bereit-
schaft zu Rhythmusstörungen waren längere Intervalle zwischen den Unter-
bindungen erforderlich. Daraus resultierte eine Verlängerung der Versuchsdauer. Bei offenem Thorax unterlagen Myokard- und Bluttemperatur
größeren Schwankungen, die durch den heizbaren Operationstisch nur
begrenzt reguliert werden konnten. Größere Temperaturunterschiede zwischen verschiedenen Körperregionen wirkten sich auf die mit Hilfe der
Thermodilution durchgeführten HZV-Messungen aus, bei denen größere
Standardabweichungen auffielen. Die von CORDAY et al. vertretene Auf-
fassung (41), daß bei geöffnetem Thorax durch Änderung der intratho-
rakalen Drucke das Herzminutenvolumen bis zu 50 % reduziert werden kann
konnten wir nicht bestätigen. In derartigen Fällen hat sicher zusätzlich eine Hypovolaemie vorgelegen. Alles in allem war die Reproduzierbarkeit der Versuchsdurchführung bei der Koronarserienligatur nicht
befriedigend.

Bei dem zweiten Modell einer experimentell erzeugten Herzschädigung
gingen wir von der Überlegung aus, daß eine allgemeine arterielle Hypoxämie durch O_2-Mangelbeatmung auch mit einer Verminderung des myokardialen O_2-Angebotes einhergeht. Nach BRETSCHNEIDER (23) und ALELLA (1,
2, 3) beginnt eine hypoxämische Herzmuskelschädigung bei einer arteriellen Sauerstoffsättigung von etwa 40 - 50 %. Untersuchungen von ALELLA
(2) über die Beziehung zwischen arterieller Sättigung, Koronardurchblutung, mittlerem Aortendruck und myokardialem O_2-Verbrauch haben gezeigt, daß die unter Hypoxie festgestellte Koronardilatation und Mehrdurchblutung durch Blutdruckanstieg keine ausreichende Anpassung an
den Sauerstoffbedarf des Herzens darstellt. Es kommt daher im weiteren
Verlauf einer arteriellen Hypoxämie zur Ausbildung von Myokardnekrosen
und haemodynamischen Veränderungen, die einem low-output-Syndrom ähnlich sind. Diese Symptomatik ist in Analogie zu setzen mit dem Zustand
nach einem schweren herzchirurgischen Eingriff unter Verwendung der
extrakorporalen Zirkulation. Bei unseren Untersuchungen (siehe Kapitel
V, E.) war zu erkennen, daß sich eine gut definierbare Form einer haemodynamisch wirksamen Herzschädigung bei einer arteriellen Sättigung im
Mittel von 30 % einstellte. Schon unmittelbar nach Beginn der Reduktion
des inspiratorischen O_2-Gehaltes auftretende Rhythmusstörungen konnten
durch vorhergehende Blockade der beta-Rezeptoren mit Propranolol normalisiert werden. Ebenso ließen sich hypertone, tachykarde und extreme
positiv-inotrope Reaktionen, die den O_2-Bedarf steigern, damit verhindern. Ein Grund für die relative Stabilisierung der Kreislaufverhältnisse bei fortbestehender Hypoxämie ist darin zu sehen, daß die durch den
hypoxämischen Reiz ausgelöste reaktive Katecholaminwirkung durch beta-
adrenerge Substanzen blockiert wird. Allerdings spielten die Nebenef-
fekte der Katecholamine für unsere Untersuchungen eine untergeordnete
Rolle. Mit dieser Kombination von beta-Blockade und Hypoxaemie verfüg-
ten wir über ein Modell, an dem die Wirksamkeit der IABP bei einer gut

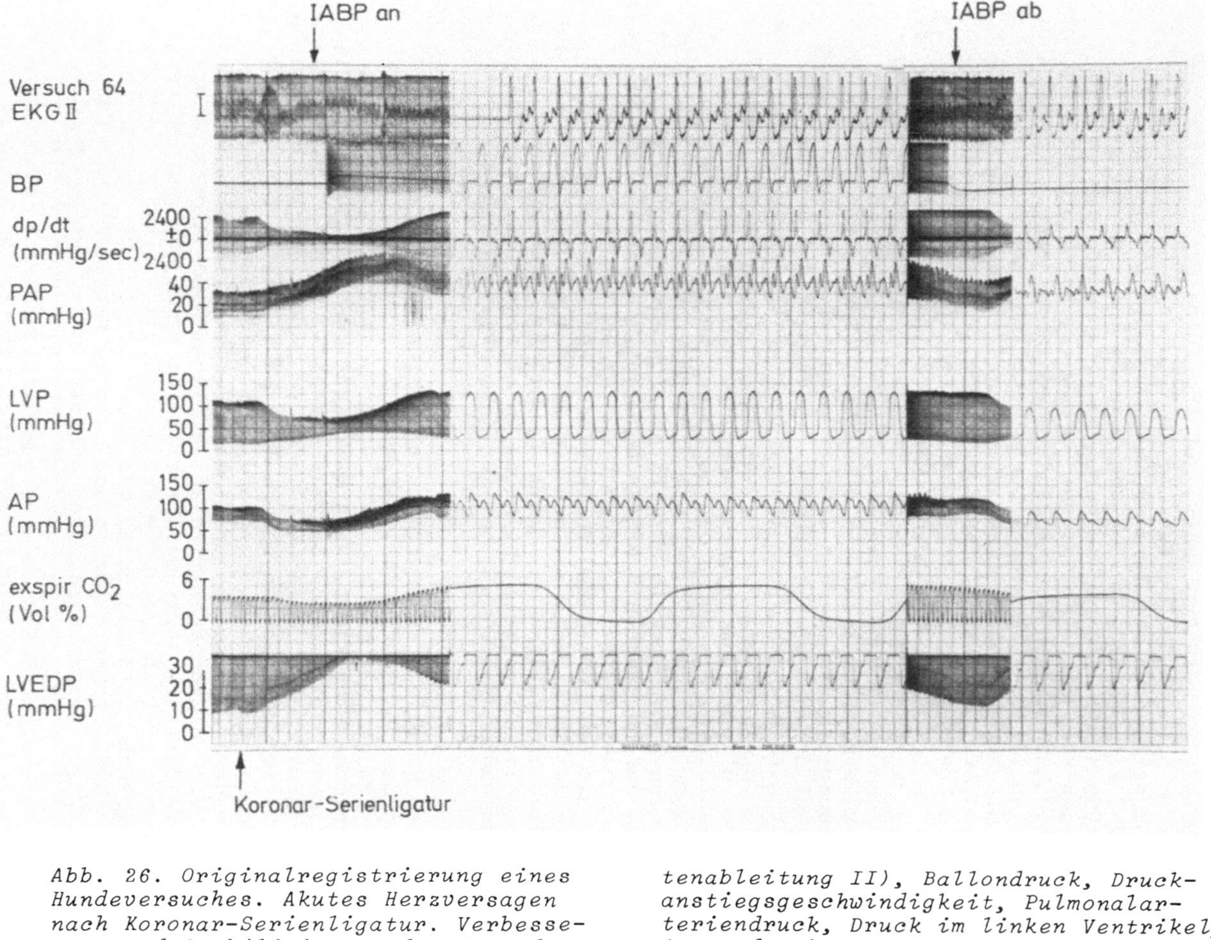

Abb. 26. Originalregistrierung eines Hundeversuches. Akutes Herzversagen nach Koronar-Serienligatur. Verbesserung und Stabilisierung der Haemodynamik durch rechtzeitigen Einsatz der IABP. Von oben nach unten sind folgende Größen registriert EKG (Extremitätenableitung II), Ballondruck, Druckanstiegsgeschwindigkeit, Pulmonalarteriendruck, Druck im linken Ventrikel, Aortendruck, exspiratorischer CO_2-Gehalt, linksventrikulärer endiastolischer Füllungsdruck

definierbaren Herzschädigung reproduzierbar geprüft werden konnte.
Nach unseren tierexperimentellen Erfahrungen war dieses Modell der hypoxämischen Herzschädigung im Vergleich mit der Koronarserienligatur
überlegen. Eine Thorakotomie mit den negativen Begleiterscheinungen,
wie Blutungen mit Absinken des Haemoglobins, respiratorische Störungen
und Temperaturverschiebungen, entfällt bei der Hypoxiebelastung. Die
Dauer bis zum Beginn des eigentlichen Versuches war bedeutend kürzer
und die Führung der einzelnen Experimente gestaltete sich im wesentlichen störungsfrei. Insgesamt ließ sich der Grad der arteriellen Hypoxie nach entsprechender Erfahrung leicht einstellen und die haemodynamischen Veränderungen als Ausdruck der Herzschädigung waren gut
reproduzierbar.

FEOLA und Mitarb. geben anhand schlechter Erfahrungen mit der Koronar-
Serienligatur eine Kombination einer chirurgisch-pharmakologischen
Methode an. Bei koronaren Serienligaturen traten unter konstanter In-
fusion von Propranolol schwere Arrhythmien signifikant seltener auf.

Hinsichtlich der Dauer der IABP-Anwendung im Hundeversuch haben wir
uns an den Untersuchungen der bisherigen Publikationen orientiert. In
früheren Arbeiten von MOULOPOULOS 1962 (103), BROWN 1968 et al. (30)
wurden zunächst die Auswirkungen der IABP unter Kontrollbedingungen
geprüft. Nach Herzschädigung haben mehrere Autoren (29, 100, 144, 149)
die Effektivität der IABP lediglich nachgewiesen, wenn mit der Behandlung schon vor dem akuten Koronararterienverschluß begonnen wurde und
im Vergleich mit einer unbehandelten Kontrollgruppe eine Verlängerung
der Überlebenszeit festzustellen war. Einige Arbeitsgruppen (56, 93, 99,
104, 114, 118, 126) haben nach Langzeittherapie mit der IABP (1-6 Stunden) u.a. die Ausbildung von Kollateralgefäßen dargestellt und die zumindest teilweise Erholung des Herzmuskelgewebes im Randgebiet der In-
farktzone mittels radioaktiver Mikrosphären bewiesen. Ergebnisse über
Koronarflußmessungen während der IABP liegen u.a. von GILL, LEINBACH,
KANTROWITZ, POWELL, PETRACEK und ROSENZWEIG vor (56, 79, 94, 112, 113,
119). BROWN et al. haben bei Untersuchungen über regionale Durchblutung eine Abnahme des Blutflusses in der A. renalis von etwa 5 %, in
der A. carotis einen Anstieg von 5 % und in der A. femoralis einen
gleichbleibenden Fluß gemessen (29). Unsere Untersuchungen beziehen
sich auf akute Veränderungen unter IABP nach experimenteller Herzschädigung, die Anwendungsdauer betrug 20 Minuten. Um gleichzeitig eine
Aussage über den optimalen Zeitpunkt des IABP-Einsatzes machen zu können, wurde die Gegenpulsation wiederholt über den gleichen Zeitraum
durchgeführt. In der Versuchsreihe "Hypoxie" konnte gezeigt werden,
daß unterhalb einer Blutdruckgrenze mit einem systolischen Wert von
etwa 60 mmHg die diastolische Augmentation nicht mehr zu erzielen war.
Eine Erklärung ist in der Abhängigkeit der diastolischen Augmentation
von der Druck-Volumen-Kennlinie der Aorta zu finden (IRNICH) (70). Sie
zeigt im niedrigen Volumenbereich eine vergleichsweise erheblich geringere Drucksteigerung als oberhalb des genannten Wertes. Dieses Ergebnis stimmt mit der Forderung von BREGMAN, BUCKLEY, WATSON, WEBER
und WOLNER überein, die nach einem rechtzeitigen Einsatz der IABP eine
Erholung des hypoxämisch geschädigten Myokards erwarten (19, 32, 144,
146, 149). Die im Kapitel VI genannten Gründe bei der Wahl einer geeigneten Gegenpulsationsanlage haben uns veranlaßt, die Versuchsreihen mit
dem System 80 von Datascope durchzuführen.

B. Besprechung der Ergebnisse

Die Ergebnisse der vorliegenden Untersuchungen werden in folgender
Reihenfolge besprochen.

1. Haemodynamische Ausgangssituation und Effektivität der IABP auf Haemodynamik und Sauerstoffverbrauch des linken Ventrikels unter Kontrollbedingungen.
2. Haemodynamische Veränderungen durch die beiden unterschiedlichen
   Formen der experimentellen Herzschädigung.
   a. nach Herzschädigung durch Koronarserienligatur,
   b. nach Herzschädigung durch allgemeine Hypoxie.
3. Einfluß der IABP auf Haemodynamik und Sauerstoffverbrauch des linken Ventrikels.
   a. nach Herzschädigung durch Koronarserienligatur,
   b. nach Herzschädigung durch allgemeine Hypoxie.

*1. Haemodynamische Ausgangssituation und Effektivität der IABP auf
Haemodynamik und Sauerstoffverbrauch des linken Ventrikels unter
Normal- bzw. Kontrollbedingungen*

In beiden Versuchsgruppen wurde die gleiche Narkose und Beatmungstech-
nik verwendet. Aus diesen Gründen werden beide Versuchsserien hier ge-
meinsam abgehandelt. Insgesamt entsprach die haemodynamische Situation
unter Kontrollbedingungen etwa den Ruhebedingungen für den Hund ($\underline{85}$).
So lag z.B. die Herzfrequenz um 80/Min., der systolische Aortendruck
um 120 mmHg. Für den linken Ventrikel fand sich ein guter Suffizienz-
grad, der sich in einem linksventrikulären enddiastolischen Füllungsdruck um 7 mmHg und Werte für dp/dt_{max} zwischen 2300 und 2500 mmHg/sec
ausdrückte. Entsprechend den haemodynamischen Ruhebedingungen lag der
myokardiale O_2-Verbrauch (E_g) zwischen 6,4 und 7,0 ml O_2/min·100 g und
die Koronardurchblutung ($\dot{V}_{cor}$) zwischen 71 und 77 ml O_2/min·100 g an
der unteren Grenze der physiologischen Normbreite.

Die akuten Veränderungen der IABP auf Haemodynamik und Sauerstoffverbrauch
des linken Ventrikels unter Kontrollbedingungen lassen sich wie folgt
zusammenfassen: Bei gleichbleibender Herzfrequenz nahm der maximale
systolische Aortendruck um 8 bzw. 9 mmHg ab. Gleichzeitig erhöhte sich
der mittlere diastolische Aortendruck um 11 bzw. 15 mmHg. Der mittlere
Aortendruck nahm dagegen nur geringgradig zu. Die haemodynamische Entlastung des linken Ventrikels durch IABP zeigte sich in einer Abnahme
von dp/dt_{max} um 240 - 270 mmHg/sec und einer geringfügigen Reduktion
des linksventrikulären enddiastolischen Füllungsdruckes. Sowohl die
systolische Drucksenkung (E_2-Glied) um 6 bzw. 8 % als auch die Verringerung von dp/dt (E_3-Glied) um 9 bzw. 10 % müssen sich zwangsläufig
im O_2-Verbrauchs-Parameter im Sinne einer Verminderung des myokardialen O_2-Bedarfes niederschlagen. Jedoch ist die errechnete Senkung
des O_2-Bedarfes durch IABP unter Kontrollbedingungen nicht signifikant.
Die Koronardurchblutung ($\dot{V}_{cor}$) wurde ebenfalls nicht signifikant beeinflußt, da sich bei annähernd gleichbleibendem O_2-Bedarf der koronare Widerstand an den mechanisch erhöhten Perfusionsdruck autoregula-
tiv anpaßte. Messungen der Koronardurchblutung bei vergleichbaren Untersuchungen am nicht geschädigten Hundeherzen von BROWN und GOLDFARB
sowie POWELL et al. bestätigten diese Ergebnisse (29, 59, 113). Bei
normotensiven Versuchstieren war zwar unter IABP ein günstiger haemodynamischer Einfluß, jedoch keine Änderung des Koronarflusses festzustellen. Beide Autoren betonen bei der Beurteilung dieses Befundes die
koronare Autoregulation. BLEIFELD, der unter diesen Bedingungen ebenfalls keine Abweichung des mittleren Koronarflusses beobachtete, weist
auf die relative myokardiale Mehrdurchblutung bei gleichzeitiger Senkung des "tension-time-index" (TTI) hin ($\underline{14}$). Zusammenfassend läßt sich
sagen, daß IABP unter physiologischen Verhältnissen nur eine geringfügige Beeinflussung der haemodynamischen und energetischen Situation
des Herzmuskels zur Folge hat.

2. Haemodynamische Veränderungen durch die beiden unterschiedlichen Formen der experimentellen Herzschädigung

a) Koronarserienligatur. Ziel unserer experimentellen Bemühungen war es, haemodynamische Verhältnisse zu erzeugen, die denen eines kardiogenen Schocks nach akutem Herzinfarkt oder eines postoperativen low-output-Syndroms in der Klinik möglichst nachkommen. In unseren Versuchen fanden sich nach sukzessiver Unterbindung des Ramus anterior descendens der linken Koronararterie eine Senkung des systolischen Druckkes auf 86 mmHg, ein Anstieg des linksventrikulären enddiastolischen Füllungsdruckes auf 14 mmHg sowie eine Abnahme des HZV-Indexes und des Schlagvolumen-Indexes. Diese Reduktion des Herz-Zeit-Volumens drückte sich auch in einer vermehrten Sauerstoffextraktion aus, die deutlich an der Abnahme der zentralvenösen Sättigung von 75 auf 44 % dokumentiert wird. dp/dt_{max}, als relativer Parameter myokardialer Inotropie, wurde auf 1022 mmHg/sec verringert (Tabelle 4). Insgesamt entsprachen diese Veränderungen also durchaus den Kriterien einer haemodynamisch wirksamen Herzschädigung. Verantwortlich für diese Verschlechterung der Haemodynamik ist bei dem Modell der Herzschädigung eine durch Koronarunterbindung erzielte Ausschaltung eines regionalen Herzmuskelbezirkes, der sich nicht mehr kontrahierte und den linken Ventrikel etwa im Sinne eines "Ventrikelaneurysmas" (akinetischer Myokardbezirk mit paradoxer Wandbewegung) ungünstig belastete und einen Ausfall von etwa 30 % der linksventrikulären Myokardmasse ausmachte.

b) beta-adrenerge Blockade und Hypoxie. Bei einer generellen Schädigung des gesamten Myokards wurde von uns die durch O_2-Mangelbeatmung induzierte arterielle Hypoxaemie verwendet. Die vorhergehende beta-adrenerge Blockade mit 1,5 mg/kg Propranolol diente u.a. einer Stabilisierung dieses Schädigungszustandes auf einem bestimmten Niveau der Schädigung. In anderen Untersuchungen unserer Arbeitsgruppe hat es sich nämlich gezeigt, daß die Überlebenszeit des Herzens unter Hypoxaemie durch vorhergehende Blockade sympathiko-adrenerger Effekte auf das Herz signifikant verlängert werden kann (86). Die haemodynamischen Parameter unter hypoxämischer Herzschädigung sind insgesamt durchaus mit denen nach Koronarserienligatur vergleichbar. Allerdings war das Ausmaß geringfügiger ausgeprägt. So lag der Aortendruck mit seinem systolischen Maximum bei 90 mmHg (Serienligatur 86 mmHg), der enddiastolische Füllungsdruck war 11 mmHg (Serienligatur 14 mmHg), der HZV-Index bei 92 ml/kg·min (Serienligatur 87 ml/kg·min), der Schlagvolumenindex bei 0,95 ml/kg (Serienligatur 1,07 ml/kg) und die maximale Druckanstiegsgeschwindigkeit (dp/dt_{max} bei 1298 mmHg/sec (Serienligatur 1022 mmHg/sec). Die Werte für die zentralvenöse Sättigung als Ausdruck der Größe des HZV's sind jedoch nicht miteinander vergleichbar, da die arterielle Sättigung unter Hypoxiebedingungen mit 24 % deutlich niedriger lag als bei der Koronarserienligatur (83 %). Das spiegelt sich auch in einer erheblich unterschiedlichen arterio-pulmonalarteriellen O_2-Gehaltdifferenz wieder, die bei der Hypoxie mit 2,8 Vl.% um etwa den Faktor 2 kleiner war als bei der Versuchsreihe "Serienligatur" (5,2 Vol. %). Insgesamt war also, da das HZV nicht wesentlich differierte, unter Hypoxiebedingungen eine - zu erwartende - erheblich stärkere Beeinträchtigung der Sauerstoffversorgung des Gesamtorganismus festzustellen. Letztere dürfte jeoch für die Beurteilung unseres Therapieverfahrens mit der IABP hinsichtlich der Herzfunktion unerheblich sein, da es das ausschließliche Ziel war, kardiale Veränderungen zu untersuchen. Aus diesem Grunde wurden in dieser Arbeit Effekte der Hypoxie auf den Körpermetabolismus, insbesondere die Nieren- und Hirnfunktion, außer Acht gelassen.

Der Grad der Hypoxie, der notwendig ist, eine haemodynamisch faßbare Schädigung zu erzeugen, ist nach BRETSCHNEIDER und ALELLA recht unterschiedlich (3, 23). Er wurde von diesen Autoren zwischen 30 und 50 %

arterieller Sauerstoffsättigung angegeben. Nach BRETSCHNEIDER tritt
erst unterhalb einer Sättigung von 30 % regelmäßig eine kompensatorische Glykolyse ein (Abb. 27). Die Streuung dieser kritischen arteriellen Sauerstoffsättigung, die nach BRETSCHNEIDER (23) durch individuelle Unterschiede der Sauerstoffkapazität des Blutes, der Anpas-
sungsfähigkeit der Koronararterien sowie der zentralnervösen Anpassung
des Kreislaufes abhängt, konnte auch in unseren Untersuchungen bestätigt werden. So lagen z.B. in der angegebenen Versuchsserie, die
für eine vergleichbare haemodynamische Schädigung erforderlichen Werte
der arteriellen Sauerstoffsättigung zwischen 20 und 52 % (Abb. 28).
Bei diesen Werten für die arterielle Sauerstoffsättigung kommt die
koronarvenöse O_2-Sättigung dem für eine bilanzmäßige Glykolyse kritischen Wert von ca. 5 % O_2-Sättigung sehr nahe. In Verbindung mit der
zeitlich nur beschränkt tolerierten Hypoxaemie ist daher anzunehmen,
daß das Herz teilweise - zumindest die linksventrikulären Innenschichten - schon auf einen kompensatorischen anaeroben Energiegewinn mittels Glykolyse übergehen mußte. Arteriovenöse Sauerstoffdifferenzen
wurden von uns allerdings nicht gemessen. Legt man zugrunde, daß der
von BRETSCHNEIDER et al. (27, 28) angegebene komplexe Parameter zur
Berechnung des myokardialen Sauerstoffbedarfes aus haemodynamischen
Einzelgrößen auch unter den Bedingungen einer partiellen Ausschaltung

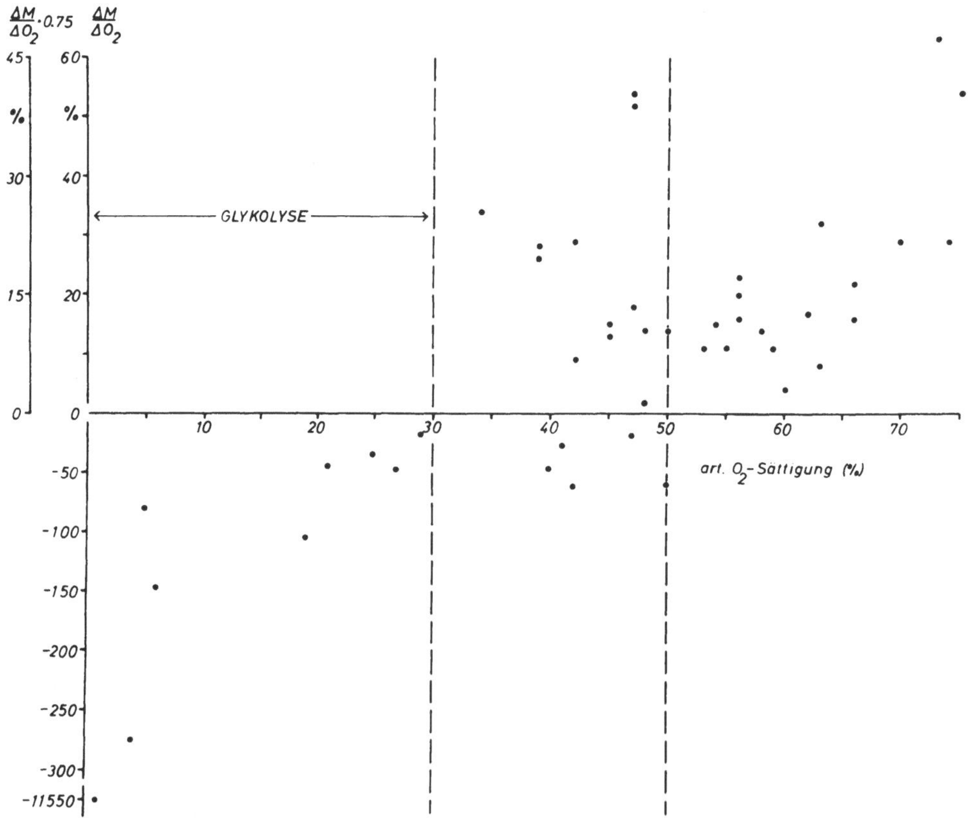

Abb. 27. Beziehung der arteriellen O_2-Sättigung zu dem Verhältnis
"arterio-venöse Milchsäuredifferenz/arterio-venöse Sauerstoffdifferenz,
$\Delta M/\Delta O_2$" im Koronarblut. (nach BRETSCHNEIDER, H.J.: in Probleme der
Koronardurchblutung, Bad Oeynh.Gespr. II, 44 (1958). (23)

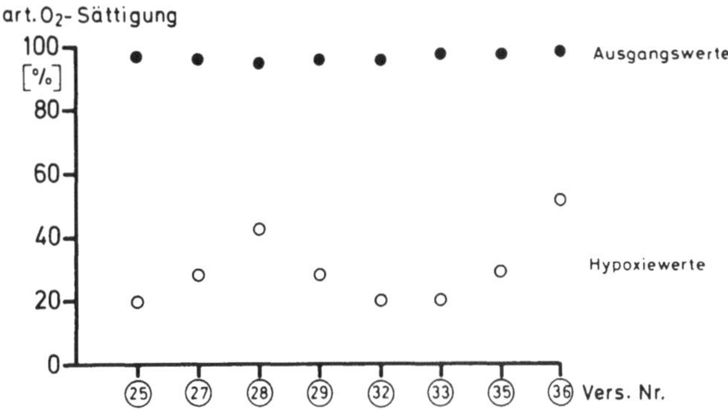

Abb. 28. Einzelwerte der arteriellen O₂-Sättigung in 8 Hundeversuchen vor und während Herzschädigung durch arterielle Hypoxie kombiniert mit beta-Blockade. Die veränderte Haemodynamik war in diesem arteriellen Sättigungsbereich über 35 Minuten in einem annähernden steady state zu halten

eines Myokardbezirkes (Koronarserienligatur) bzw. unter extremen Hypoxiebedingungen seine Gültigkeit hat, dann errechnet sich der O_2-Verbrauch nach Herzschädigung durch Hypoxaemie mit 5,41 ml O_2/min·100 g bzw. bei Serienligatur auf 4,87 ml O_2/min·100 g. Unter Rückrechnung über die arterio-koronarvenöse Sauerstoffdifferenz entspricht das einer Koronardurchblutung von 159 ml O_2/min·100 g bei Hypoxie bzw. 97 ml O_2/min·100 g bei der Serienligatur. Auffällig ist dabei besonsers der relativ geringe Anstieg der Koronardurchblutung unter Hypoxie, die nur eine Inanspruchnahme von etwa 1/3 der maximal verfügbaren Koronarreserve entspricht, obwohl die Koronarreserve mit 0,43 mmHg/ml/min·100 g sich fast auf den Minimalwert von ca. 0,2 mmHg/ml/min·100 g eingestellt hatte. Dieser zunächst überraschende Befund läßt sich dadurch erklären, daß für die volle Ausschöpfung der Koronarreserve als conditio sine qua non ein ausreichender mittlerer diastolischer Perfusionsdruck zur Verfügung stehen muß. Bei unseren Versuchen lag dieser mit 67 mmHg unterhalb des physiologischen Grenzwertes.

3. Einfluß der IABP auf Haemodynamik und Sauerstoffverbrauch des linken Ventrikels

Häufigste klinische Bilder einer Störung des Verhältnisses von Sauerstoffangebot und Sauerstoffbedarf mit Ausbildung einer begrenzten Myokardischämie sind der Koronarinfarkt bzw. der generelle arterielle Sauerstoffmangel infolge operativer Schädigung (low-output-Syndrom). Wie zuvor dargestellt, haben wir versucht, diese klinische Störungen durch 2 Formen der Herzschädigung tierexperimentell nachzuahmen. Es wurde bereits diskutiert, daß sowohl bei regionalem als auch generellem O_2-Mangel im Myokard nach Ausschöpfung der autoregulativen Anpassungmechanismen eine weitere Verbesserung der Koronardurchblutung und damit des O_2-Angebotes nur durch eine Erhöhung des diastolischen Perfusionsdruckes erfolgen kann. Dabei muß jedoch eine gleichzeitige Steigerung des systolischen Druckes, der mitentscheidend für den O_2-Bedarf ist, vermieden werden. Semiquantitative Überlegungen zu diesem Problem sind in der von BRETSCHNEIDER dargestellten Abbildung (Abb. 29) und der Legende verdeutlicht (26). Dieses Verhalten läßt sich auch auf unsere Hypoxieversuche übertragen, da hier mit einer erheblichen Inanspruchnahme der Koronarreserve gerechnet werden kann.

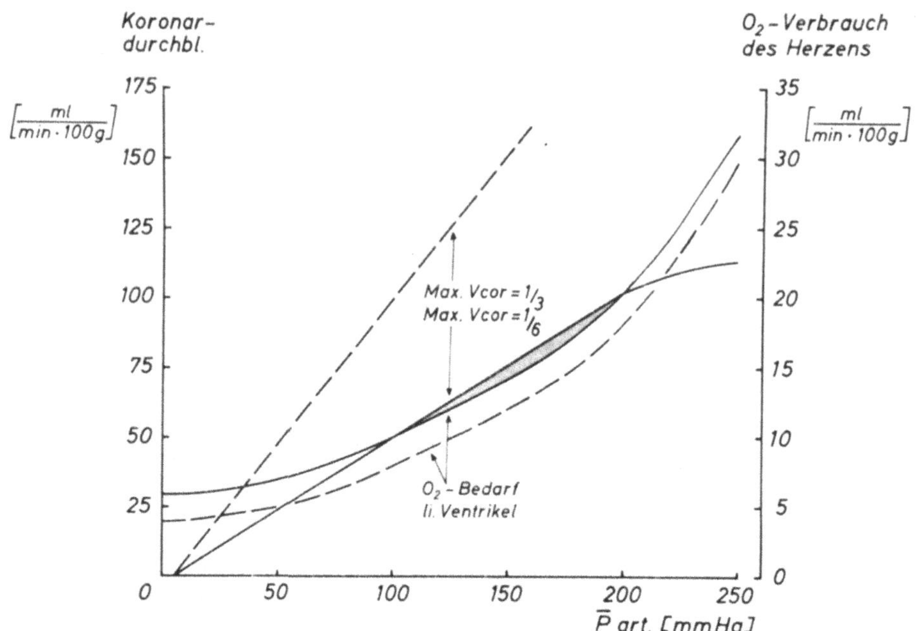

Abb. 29. Gemeinsame Abhängigkeit der Koronardurchblutung ($\dot{V}_{cor}$) und des O₂-Bedarfes des linken Ventrikels bei Einschränkung der Koronarreserve auf 1/3 und 1/6 der Norm von dem arteriellen Mitteldruck (Herzfrequenz ist konstant mit etwa 100/min angenommen). Die Koronardurchblutung ist eine Funktion des diastolischen Aortendruckes, sie nimmt im Bereich zwischen 70 und 170 mmHg annähernd mit dem Druck linear zu. Da in diesem Diagramm sowohl die Abhängigkeit des Sauerstoffbedarfes vom systolischen Druck als auch die des Sauerstoffangebotes vom mittleren diastolischen Druck dargestellt werden sollte, wurde zur Vereinfachung der Abbildung der mittlere arterielle Druck auf der Abzisse aufgetragen. Das Diagramm verdeutlicht, daß die O₂-Versorgung des Herzens bei hochgradiger Einschränkung der Koronarreserve im mittleren Druckbereich am günstigsten ist. Für das angenommene Beispiel ist nur innerhalb des schraffierten Bereiches das O₂-Angebot größer als der Bedarf. Bei höheren Drucken wird die Versorgung infolge des stärker ansteigenden O₂-Bedarfes unzureichend. Eine Senkung des Sauerstoffbedarfs unzureichend. Eine Senkung des Sauerstoffbedarfs (untere gestrichelte Kurve) würde zu einer Erweiterung des tolerierten Druckbereiches nach beiden Seiten führen. Andererseits würde eine Verbesserung der Koronarreserve von 1/6 auf 1/3 der Norm (obere schräggestrichelte Linie) die Sauerstoffversorgung des Herzens unter den angenommenen Voraussetzungen nicht mehr gefährden (nach BRETSCHNEIDER, H.J.: Nauheimer Fortbildungs-Lehrgänge, 33. Tagung, 69-96 (1968), Steinkopff-Verlag, Darmstadt). (26)

<u>a) Nach Herzschädigung durch Koronarserienligatur</u>. Bei der Versuchsreihe "Serienligatur" führte eine 20 Minuten dauernde IABP-Behandlung zu einer Erhöhung des maximalen und mittleren diastolischen Perfusionsdruckes um 22 % bzw. 23 %. Entsprechend nahm die Koronardurchblutung um 19 % zu, die arteriovenöse Sauerstoffdifferenz um 16 % ab (Abb. 30). Der Anstieg des Perfusionsdruckes und der Koronardurchblutung entsprachen einander in etwa, so daß sich der koronare Widerstand nicht veränderte. Da gleichzeitig der systolische Aortendruck nur unwesentlich

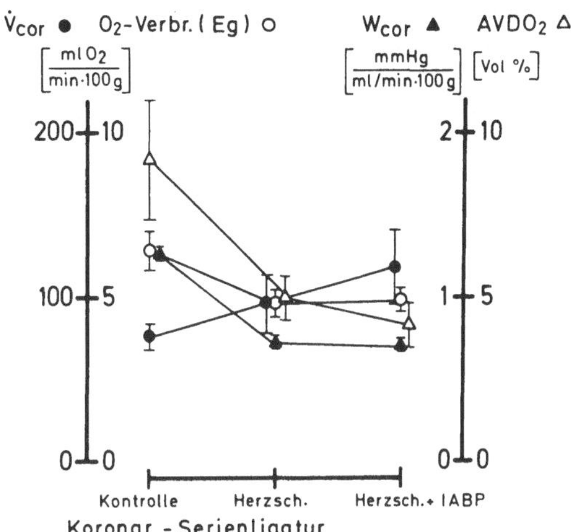

Abb. 30. Verhalten von Koronardurchblutung ($\dot{V}_{cor}$), O_2-Verbrauch (E_g) des linken Ventrikels, $AVDO_2$ und Koronarwiderstand (W_{cor}) unter Kontrollbedingungen, nach Koronar-Serienligatur und unter Herzschädigung nach IABP. Nach Herzschädigung fällt die $AVDO_2$ erheblich ab, die Koronardurchblutung steigt an und der O_2-Verbrauch wird kleiner. Unter dem Einfluß der IABP bleibt der Energiebedarf etwa gleich. Bei weiterer Senkung der $AVDO_2$ von 5 auf 4,2 Mol.% nimmt die Koronardurchblutung bei gleichbleibendem koronaren Widerstand weiter um 23 % zu (vgl. Abb. 24)

gesenkt wurde und dp/dt$_{max}$ sowie die Herzfrequenz geringfügig anstiegen, blieb der myokardiale Sauerstoffverbrauch praktisch gleich; das bedeutet im Netto-Effekt eine Verbesserung des Verhältnisses von Sauerstoffangebot zu Bedarf. Diese günstige Beeinflussung der energetischen Situation drückt sich aus einmal in einer Abnahme des linksventrikulären enddiastolischen Füllungsdruckes um 27 % und zum anderen in einem Anstieg des HZV-Indexes um 10 %. Auch die Zunahme der koronarvenösen Sättigung um 10 % bringt die Verbesserung zum Ausdruck (Tabelle 3).

b) Nach Herzschädigung durch allgemeine Hypoxie. Diese Ergebnisse lassen sich im Großen und Ganzen gut mit den akuten Veränderungen durch IABP für den gleichen relativ kurzen Zeitraum des Einsatzes nach Herzschädigung durch Koronar-Serien-Ligatur vergleichen. So wurde der maximale und mittlere diastolische Aortendruck signifikant angehoben (18 %). Bei fast unveränderten Werten für die Herzfrequenz, dp/dt$_{max}$ und den systolischen Aortendruck wurde der myokardiale Sauerstoffverbrauch auch in dieser Versuchsserie nur unwesentlich verringert. Unter hypoxämischen Bedingungen stieg der gegenüber den Kontrollwerten um den Faktor 4 abgefallenen Koronarwiderstand erwartungsgemäß nicht an. Die insgesamt günstige Beeinflussung der energetischen Bilanz spiegelt sich neben der Erhöhung der Koronardurchblutung (24 %) ebenso in einer Senkung des linksventrikulären enddiastolischen Füllungsdruckes um 27 % und eines allerdings nicht so ausgeprägtem 9 %igen HZV-Index wieder. Besonders deutlich war auch der Anstieg der zentralvenösen Sauerstoffsättigung von 6 % auf 8,7 %. Die Zunahme der Koronardurchblutung entsprach auch bei diesem Modell der diastolischen Druckanhebung. Nach hypoxämischer Schädigung mit teilweiser Erschöpfung der Koronarreserve war eine weitere Steigerung der Koronardurchblutung möglich, so daß

56

die Effektivität der IABP bei bereits vorliegender Koronardilatation
hinsichtlich des Koronarflusses größer war (Abb. 31).

Ein interessanter Nebenbefund ergab sich bei der Betrachtung des Ver-
haltens von enddiastolischem Ventrikeldruck zu Pulmonalarteriendruck
(Abb. 32). Bei der Versuchsreihe "Serienligatur" bestand eine gute
Korrelation zwischen linksventrikulärem Füllungsdruck und den Druckverhältnissen der pulmonalen Gefäßstrombahn sowohl unter Kontrollbedingungen als auch nach Herzschädigung und unter IABP-Behandlung während des Schädigungszustandes. Bei dem Modell "hypoxämische Herzschädigung" fiel bei gleich guter relativer Korrelation eine deutliche
Erhöhung des absoluten Pulmonalarteriendruckes im Verhältnis zum linksventrikulärer enddiastolischer Füllungsdruck auf. Dieser Effekt kann
durch die von EULER und LILJESTRAND beschriebenen Befunde erklärt werden,
die unter Hypoxämieverhältnissen bei Untersuchungen an der Katze eine re-
flektorische Vasokonstriktion der Pulmonalarterie mit Erhöhung des pulmonalen Widerstandes beobachteten (48). Unter Hypoxiebedingungen kann man des-
halb aus den Werten des Pulmonalarteriendruckes nicht mehr auf die Absolut-
werte des linksventrikulären enddiastolischen Füllungsdruckes schlies-
sen. Die zusätzliche Rechtsherzbelastung ist als ein gewichtiger Vor-
teil des Modells anzusehen.

Insgesamt entsprechen die von verschiedenen Arbeitsgruppen (20, 29, 37,
45, 49, 100, 130) angegebenen Ergebnisse hinsichtlich des haemodynamischen Einflusses der IABP nach tierexperimenteller Herzschädigung denen

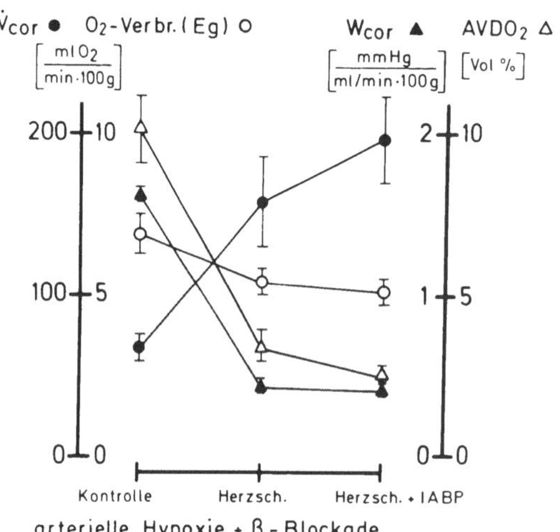

Abb. 31. Verhalten von Koronardurchblutung ($\dot{V}_{cor}$), O_2-Verbrauch (E_g)
des linken Ventrikels, AVDO₂ und Koronarwiderstand ($\dot{W}_{cor}$) unter Kontrollbedingungen, nach arterieller Hypoxie kombiniert mit beta-Blockade
und unter Herzschädigung nach IABP. Durch die arterielle Hypoxie wird
die AVDO₂ stark reduziert; die durch die arterielle Hypoxie bedingte
Erniedrigung des koronaren Widerstandes hat eine Erhöhung der Koronardurchblutung um 126 % zur Folge; der O_2-Verbrauch nimmt ab, mitbedingt
durch die beta-Blockade. Unter diesen Bedingungen kann die Koronardurchblutung durch die IABP bei gleichbleibendem koronaren Widerstand
um + 24 % gesteigert werden. Der myokardiale O_2-Verbrauch und die AVDO₂
des Koronarblutes ändern sich nur wenig (vgl. Abb. 25)

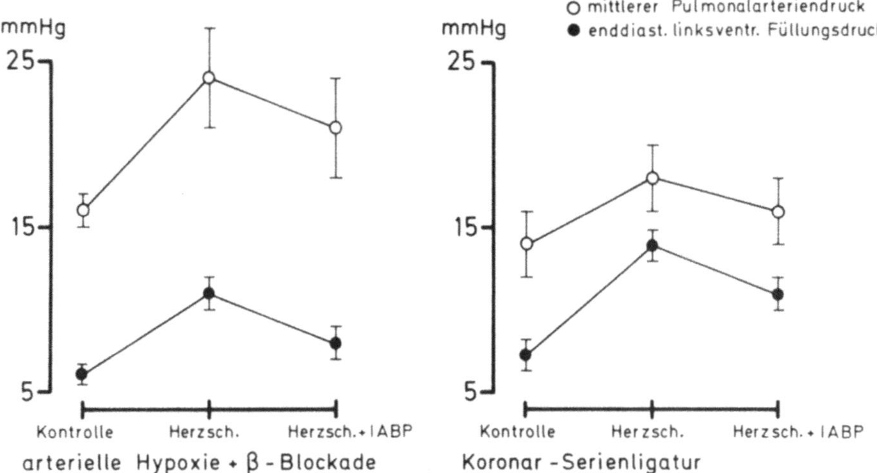

Abb. 32. *Mittlerer Pulmonalarteriendruck und linksventrikulärer enddiastolischer Druck zeigen bei beiden Formen der experimentellen Herzschädigung ein ähnliches Verhalten. Die erhöhten Werte des Pulmonalarteriendruckes unter hypoxaemischen Verhältnissen sind teilweise Folge der Hypoxie-bedingten Erhöhung des Gefäßwiderstandes der pulmonalen Strombahn, teilweise auch durch die kompensatorische Erhöhung des Herzzeitvolumens verursacht*

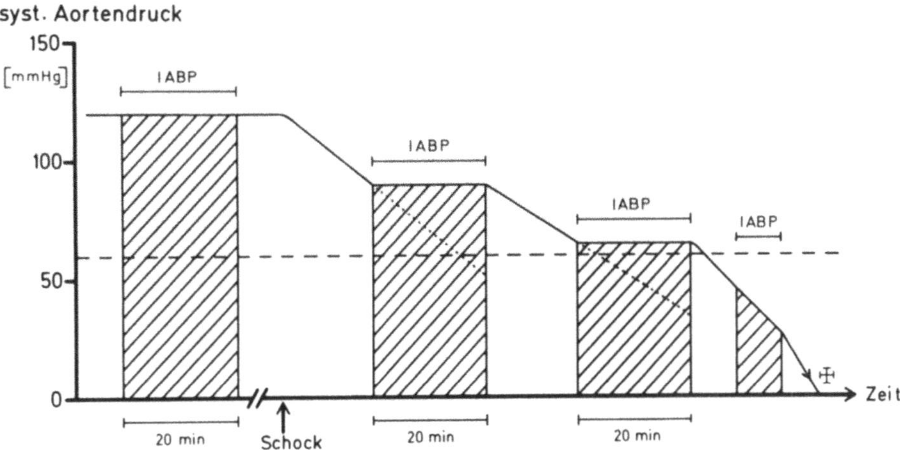

Abb. 33. *Schematische Darstellung des Versuchsablaufes hinsichtlich des Einflusses der IABP nach experimenteller Herzschädigung. Der Einsatz der IABP für den festgesetzten Zeitraum von 20 Minuten ermöglicht es, den Zusammenbruch des Kreislaufes aufzuhalten, die Haemodynamik wird stabilisiert bzw. gebessert. Unterhalb eines kritischen Wertes des systolischen arteriellen Druckes von 60 - 70 mmHg wird die IABP ineffektiv (vgl. Abb. 14)*

unserer Untersuchungen. Interessant ist besonders die quantitativ gute Übereinstimmung der von GILL, LEINBACH, KANTROWITZ, POWELL, ROSENZWEIG u.a. (56, 79, 94, 113, 119) direkt gemessenen Koronardurchblutung und unseren aus haemodynamischen Einzelgrößen mit Hilfe des Parameters (27, 28) und weiter über die AVDO$_2$ errechneten Werten.

Unabhängig von den z.T. diskutierten Besserungen der haemodynamischen Einzelparameter während der relativ kurzen Behandlungsperiode von 20 Minuten gelang es uns, durch den Einsatz der IABP den in beiden Schädigungsmodellen hypoxämisch bedingten kontinuierlichen Zusammenbruch der Herzfunktion für den von uns bestimmten Zeitraum aufzuhalten und ein relatives steady state eines bestimmten Schädigungsgrades haemodynamisch einzustellen. Als wichtigstes Ergebnis ist zusammenfassend eine Verbesserung der myokardialen Energieversorgung bei fast gleichbleibender Haemodynamik hervorzuheben (Abb. 33).

X. AUSBLICK AUF EINE KLINISCHE ANWENDUNG

A. Beschreibung zweier charakteristischer Behandlungsverläufe

Die Beschreibung zweier charakteristischer Behandlungsverläufe soll
einen Einblick in den klinischen Anwendungsbereich geben und zur Frage
der Indikationsstellung beitragen.

1. Bei einem 9 Jahre alten körperlich unterentwickelten Jungen (Körper-
gewicht 18 kg, Körpergröße 120 cm) war eine Korrekturoperation eines
angeborenen Herzfehlers mit Hilfe der Herz-Lungen-Maschine vorgenommen
worden. Zur Anamnese: Im Alter von 3 Jahren nach spezieller Herzdiag-
nostik: Fallot'sche Tetralogie mit hypoplastischer Pulmonalarterie. Zu
diesem Zeitpunkt war wegen Minderdurchblutung beider Lungen und zuneh-
mender Zyanose Blalock-Taussig-Anastomose zunächst rechts und 3 Jahre
später links erforderlich.
Bei dem Eingriff am Herzen wurde nach transversaler Eröffnung des rechten Ventrikels in typischer Weise das septale und parietale Band der
Crista supraventrikularis reseziert und der VSD Typ II mit einem Dacron-
Velour-Flicken verschlossen. In der frühen postoperativen Phase wurde
eine Verschlechterung der Herzfunktion festgestellt. Dies äußerte sich
in einem allmählichen Anstieg des zentralvenösen Druckes auf über
20 cm Wassersäule, der arterielle Blutdruck betrug 70 mmHg und weniger,
die stündliche Urinausscheidung lag unter 10 ml. Zum Ausschluß einer
Perikardtamponade war 23 Stunden nach der Operation eine Rethorakotomie
erforderlich. Die Verdachtsdiagnose bestätigte sich nicht, als Ursache
der schlechten Ventrikelfunktion wurde ein intramural in der postero-
lateralen Wand des linken Ventrikels gelegenes Haematom angesehen. Die
livide Verfärbung und die paradoxen Bewegungen des Myokards in diesem
Bereich deuteten auf einen transmuralen Myokardinfarkt hin. Hervorgerufen war dieser offensichtlich durch eine Laesion des diagonalen Astes
des Ramus anterior descendens der linken Herzkranzarterie mit einem
Kanülenstich nach intraoperativer Ventrikeldruckmessung. Das transmu-
rale Haematom wurde incidiert und das infarzierte Myokard mit Nähten
zusammengezogen. Nach dem Eingriff waren die peripheren Druckverhält-
nisse nicht wesentlich gebessert, trotz Volumenersatz und Gaben von
Isoproteronol kam es zum Herzstillstand. Die resuscitativen Maßnahmen
waren erfolgreich, das low-output-Syndrom war jedoch auch nach hoch-
dosierten Gaben von Adrenalin und Noradrenalin nicht zu bessern. In
dieser aussichtslosen Situation wurde über die rechte Femoralarterie
ein Ballonkatheter (Datascope, 15 ml Volumen) bis distal des Abganges
der linken A. subclavia in die Aorta vorgeschoben. Das Kind wurde
heparinisiert und die intraaortale Ballongegenpulsation bei kontrol-
lierter Beatmung sofort begonnen. Der arterielle Druck wurde über einen
Katheter in die A. temporalis registriert. Um einen für die wirksame
Gegenpulsation erforderlichen ausreichenden arteriellen Druck zu erhalten, mußte zu Beginn der Behandlung kontinuierlich hohe Dosen von
Noradrenalin (900 µg/Std.) infundiert werden. Wie in der Abbildung zu
sehen ist, stieg eine Stunde nach IABP der arterielle Druck allmählich
an, so daß die Katecholamindosis reduziert werden konnte. Der zentralvenöse Druck fiel von 25 auf 20 mmHg, die Urinausscheidung setzte wieder ein. 3 Stunden nach Gegenpulsation konnte die Katecholamindosis erheblich reduziert werden (von 120 auf 20 µg/Std.) die Urinproduktion

war normal, nach weiteren 3 Stunden stabilisierten sich die Kreislaufverhältnisse (arterieller Druck um 90 mmHg). Unter einer minimalen
Dosis von Adrenalin konnte die Kreislaufassistenz mit IABP beendet werden. Das Kind erholte sich in den folgenden Tagen zusehends, es wurde
nach 1 Woche extubiert, 5 Wochen später erfolgte die Entlassung aus
dem Krankenhaus. Bei der letzten Nachuntersuchung am 5.12.1974 ging
es dem Kind sehr gut (Abb. 34).

Die erfolgreiche Behandlung eines postoperativen low-output-Syndroms
beweist die haemodynamische Wirksamkeit der IABP auch im Kindesalter.
Obwohl für dieses Kind keine optimale Ballongröße zur Verfügung stand,
konnte eine Entlastung des linken Ventrikels von 5 - 10 mmHg erreicht
werden. Die diastolische Augmentation wurde zwischen 10 und 30 mmHg
gemessen, der mittlere Aortendruck nahm im Vergleich zu kurzen Kontroll-
perioden um 2 - 5 mmHg zu. Bisher waren die zur Verfügung stehenden
Gegenpulsationsanlagen nur für erwachsene Patienten konzipiert. Unter
Berücksichtigung der anatomischen und physiologischen Gegebenheiten
stehen für die Technik der IABP folgende Schwierigkeiten im Vordergrund:

1. Durchmesser des Ballonkatheters,
2. Größe des Ballonvolumens,
3. Länge und Durchmesser des Ballons und
4. relativ hohe Herzfrequenzen.

ad 1: Eine Verringerung des Katheterdurchmessers bedingt eine Wider-
       standserhöhung für das Treibgas, so daß die Deflation des Ballons
       besonders bei hohen Herzfrequenzen kritisch werden kann.

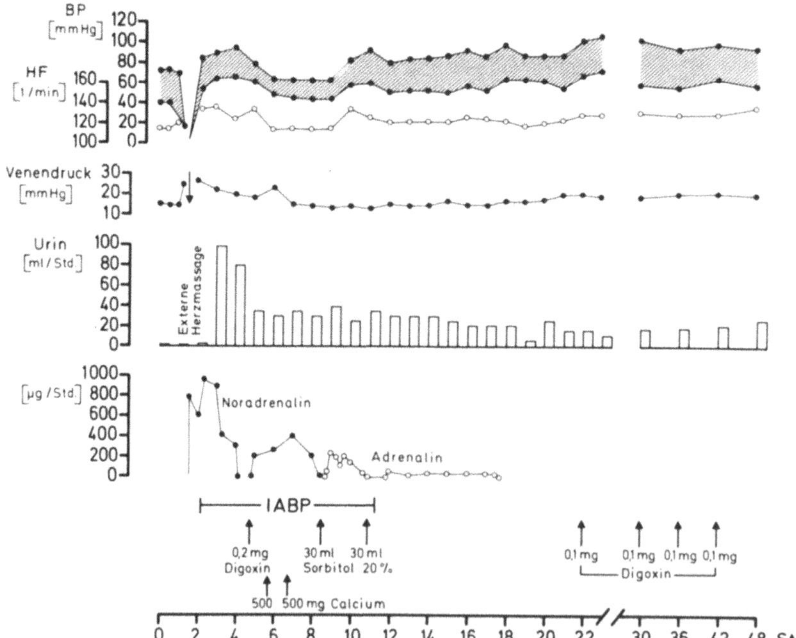

Abb. 34. Schematische Darstellung des Behandlungsverlaufes unter Ver-
wendung der IABP bei einem 9-jährigen Jungen mit postoperativem Herz-
versagen und Herzstillstand 24 Stunden nach Korrekturoperation einer
Fallot'schen Tetralogie. Die IABP wurde für die Dauer von 9 Std. eingesetzt.
BP - arterieller Blutdruck (schraffiert),
HF - Herzfrequenz (offene Kreise)

ad 2 Länge,Durchmesser und Volumen des Ballons müssen sorgfältig nach
und   der anatomischen Beschaffenheit der Aorta ausgewählt werden, da
ad 3: der optimale haemodynamische Gegenpulsationseffekt wie im Kapitel
       II C, 3a, beschrieben, bei einer Ballongröße zu erwarten ist, die
       ca. 90 - 95 % des Aortenvolumens einnimmt.
ad 4: Bei diesem Kind konnte mit der beschriebenen IABP - System 80
       Datascope - die Triggerlogik "Druck-Halten-Sog" benutzt werden,
       bei der ausgelöst durch die R-Zacke des EKGs nach einem einge-
       stellten Verzögerungsintervall der Ballon am Ende der Systole
       rasch gebläht wird. Nach ebenfalls manuell festgelegter Infla-
       tionsdauer erfolgt die Entblähung des Ballons durch Sog am Ende
       der Diastole. Diese Form der Triggerung ermöglicht eine effektive
       Gegenpulsation bei Herzfrequenzen bis zu 200 Schlägen pro Minute
       Bei der häufig empfohlenen Logik "Sog-Druck-Halten", die eben-
       falls mit der Datascope-Anlage einstellbar ist, muß für den Ent-
       blähungsvorgang, der durch die R-Zacke getriggert wird, eine
       Latentzeit von nur etwa 30 msec. bei dieser hohen Herzfrequenz
       gefordert werden; die Trägheit des Systems nimmt aber 40 - 60 msec.
       in Anspruch. Dadurch kann es leicht zu einer zusätzlichen systo-
       lischen Belastung des linken Ventrikels durch zu späte bzw. un-
       vollständige Entblähung kommen.
       In der Literatur ist unseres Wissens kein weiterer Fall einer
       erfolgreichen Behandlung eines postoperativen low-output-Syndroms
       durch IABP beim Kind beschrieben worden.

2. Bei einem 55-jährigen Patienten wurde die Resektion eines Herzwand-
aneurysmas vorgenommen die zuvor durchgeführte Herzkatheteruntersuchung
mit Koronarangio- und Ventrikulographie erbrachte folgende Befunde:
Koronare Herzkrankheit mit Verschluß des Ramus descendens der linken
Herzkranzarterie, ausgedehntes Aneurysma im Vorderwandspitzenbereich.
Das gut faustgroße Aneurysma, welches mit thrombotischen organisierten
Massen ausgefüllt war, konnte in üblicher Weise reseziert werden. Gegen
Ende der extrakorporalen Zirkulation zeigte der Ventrikel eine Neigung
zum Flimmern, die auch durch mehrfaches Defibrillieren nicht beeinflußt werden konnte. Nach einer halben Stunde war der linke Ventrikel
überwiegend schlaff. Als Ursache dieses Zustandes stellte sich nach
Revision der Koronararterien mittels Fogarty-Manöver ein hochsitzender
thrombotischer Verschluß des Ramus circumflexus heraus. Nach Entfernung
des Thrombus konnte durch Entflimmern ein regelmäßiger Sinusrhythmus
mit guter Ventrikelfunktion wiederhergestellt werden. 2 Stunden nach
Abschluß der Operation stellte sich nach anfänglichen normalen Blut-
druckverhältnissen ein Abfall des arteriellen Blutdruckes unter 90 mmHg
ein mit gleichzeitigem Anstieg des zentralvenösen Druckes über 20 cm
Wassersäule, die stündliche Urinmenge ging auf Werte zwischen 23 und
35 ml zurück. Der Kreislauf sprach gut auf Dihydroxyphenyläthylamin
(300 µg/min) an; die Dosis, unter der die Urinproduktion anstieg, mußte
im weiteren Verlauf gesteigert werden, so daß nach insgesamt 30 Stunden
die Behandlung mit der intraaortalen Ballongegenpulsation nach Vorschieben eines 2-kammerigen Ballonkatheters (Datascope 35 ml Vol.) über
die linke Femoralarterie begonnen wurde. In der Zwischenzeit aufgetre-
tene Rhytmusstörungen infolge Vorhofflimmern konnten durch mehrmaliges
Entflimmern stabilisiert werden, was sich günstig auf die Effektivität
der Gegenpulsation auswirkte. Die unmittelbar vor Beginn der IABP auf
10 ml/Stunde zurückgegangene Urinproduktion wurde sofort nach Einsatz
der assistierten Zirkulation auf etwa 120 ml/Stunde gesteigert; der arterielle Blutdruck hielt sich auch nach allmählicher Reduktion der biogenen Amine um 120 mmHg, der Venendruck lag zwischen 9 und 13 cm Wassersäule. Nach 11 Stunden wurde der erste Versuch des Ausschleichens der
IABP-Behandlung unternommen, der jedoch eine rasche Verschlechterung
der Kreislaufverhältnisse zur Folge hatte, so daß die IABP unter fort-
laufender Infusion von Dopamin*(Dihydroxyphenyläthylamin) in höchster

---

* DOPAMIN Guilini

Dosierung (2700 μg/min)* fortgeführt werden mußte. Bei vorsichtiger
Verminderung der Gabe von biogenen Aminen blieb der Kreislauf stabil,
weitere 10 Stunden später war die Dosis minimal (20 μg/min). Nach weiteren 17 Stunden konnte die IABP nach einem Übergang mit intermittie-
rendem Pumprhythmus abgestellt werden. 3 Tage nach Beendigung der assistierten Zirkulation wurde der Patient extubiert. Nach anfänglichen
auf Elektrolytverschiebungen zurückzuführende erneut auftretenden
Rhythmusstörungen setzte spontan wieder Sinusrhythmus ein. Der Patient
wurde nach 24 Tagen beschwerdefrei aus der stationären Behandlung entlassen, nach letzter Information geht es ihm gut.
Während der gesamten IABP-Behandlung wurde der Patient unter einer für
den Gesamtorganismus schonenden Langzeitnarkose (Kombination von Mus-
kelrelaxans Imbretil (Hexacarbacholinbromid) und Fentanyl - syntheti-
sches Morphinderivat - kontrolliert beatmet. Von seiten der IABP-Technik gab es keine Schwierigkeiten. Die Ballongröße war richtig gewählt,
das zeigte sich in einer guten diastolischen Augmentation (maximaler
diastolischer Aortendruck von 93 auf 127 mmHg), der mittlere diastolische Aortendruck wurde um 10 % angehoben, der systolische Aortendruck
um 15 % gesenkt. Da während der Pumpperiode überwiegend Sinusrhythmus
herrschte, war es möglich, mit der Gegenpulsationsanlage Datascope
System 80 in der "Druck-Halten-Sog" Trigger-Logik zu arbeiten. Gegen
Ende der IABP-Behandlung erwies es sich als praktikabel und haemodynamisch wirkungsvoll, zunächst mit dem 2 : 1, später 3 : 1 Pumprhythmus
das Herz langsam zu entwöhnen, d.h. nur jeder 2, bzw. 3. Herzschlag
wurde durch den Gegenpulsationseffekt unterstützt (Abb. 35). Nach Entfernung des Ballonkatheters, der nach 40 Stunden keinerlei thrombotische
Membranauflagerungen oder Oberflächenveränderungen zeigte, waren die
Gefäßverhältnisse unauffällig, mit einem Fogarty-Manöver konnten peripher keine Thromben nachgewiesen werden.
Während der IABP-Behandlung wurde der Patient heparinisiert (4-stünd-
lich 5000 E.) (Abb. 36).

B. Erfahrung hinsichtlich der klinischen Indikation der IABP

Abschließend stellt sich angesichts der Ergebnisse der experimentellen
Untersuchungen die Frage, welche therapeutischen Effekte von der IABP
für das geschädigte Herz bei der klinischen Anwendung zu erwarten sind.

Das therapeutische Ziel der intraaortalen Ballongegenpulsation besteht
darin, - nach Verbesserung und Ausgleich der myokardialen Energiebilanz - die Erholung von reversibel geschädigtem Herzmuskelgewebe durch
Optimierung und Minimalisierung des myokardialen Energiebedarfes günstig zu beeinflussen oder überhaupt zu ermöglichen (56, 82, 93, 100,
106, 114, 119). Abbildung 37 gibt eine Übersicht über das Wirkungsspektrum der IABP..

Auf der einen Seite wird durch die systolische Drucksenkung der linksventrikuläre Energiebedarf vermindert. Dieser Effekt trägt im Falle
von Herzrhythmusstörungen zu einer Rhythmusstabilisierung bei, die
ihrerseits eine Verbesserung der Förderleistung des linken Ventrikels
zur Folge hat. Auf der anderen Seite wird durch die diastolische Druckerhöhung, durch die eine Steigerung der Myokarddurchblutung sowohl
des linken als auch des rechten Ventrikels erreicht wird, das O_2-Ange-
bot und damit auch die Energiebilanz beider Ventrikel verbessert. Dies

---

* Die dabei zu erwartenden Rhythmusstörungen waren beherrschbar, die
  Diurese wurde auffallenderweise auch durch diese exzessive Dosis noch
  günstig beeinflußt. (Vergl. Abb. 36).

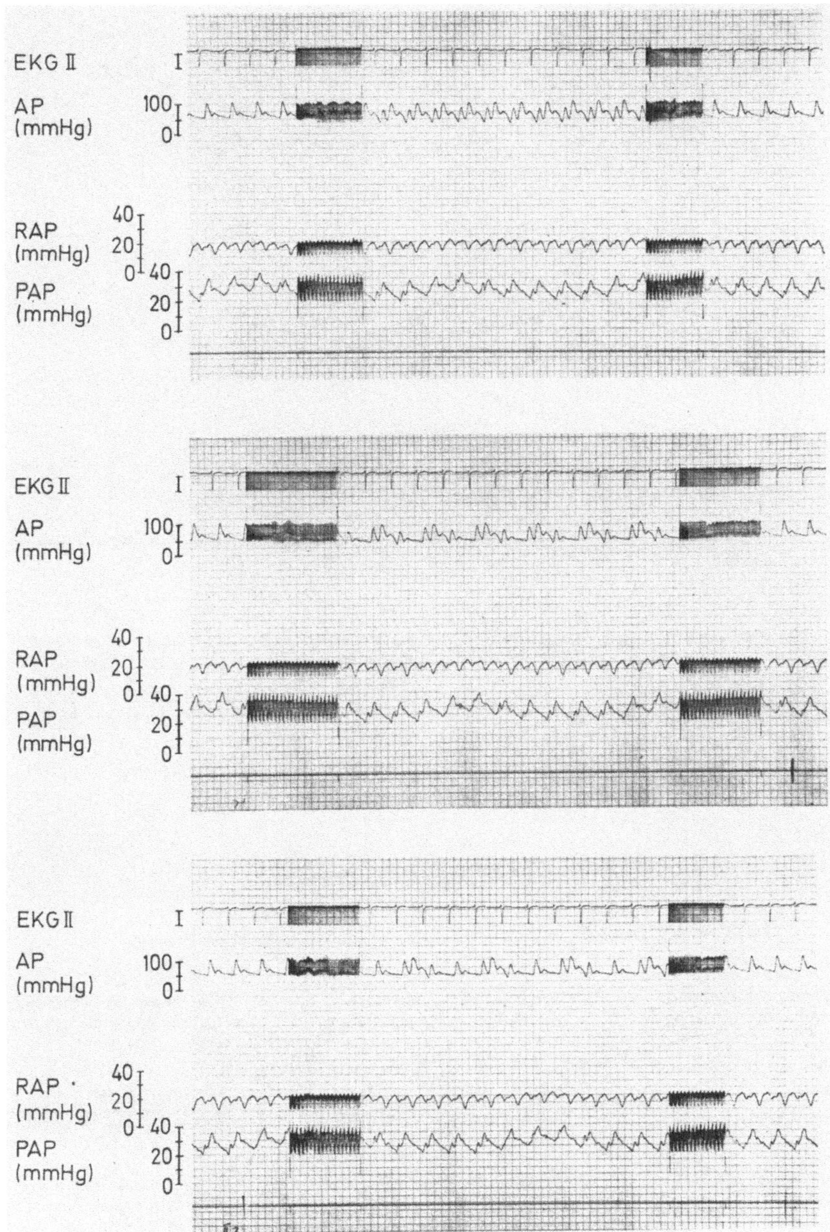

Abb. 35. Originalregistrierungen des mit IABP behandelten 55-jährigen Patienten während der Phase des schrittweisen Absetzens der IABP. Es sind von oben nach unten verschiedene Einstellungen des Pumprhythmus im Verhältnis zur Herzfrequenz dargestellt: 1 : 1, 1 : 2 und 1 : 3. EKG II = EKG (Extremitätenableitung II), AP = zentraler Aortendruck, RAP = Druck im rechten Vorhof, PAP = Pulmonalarteriendruck

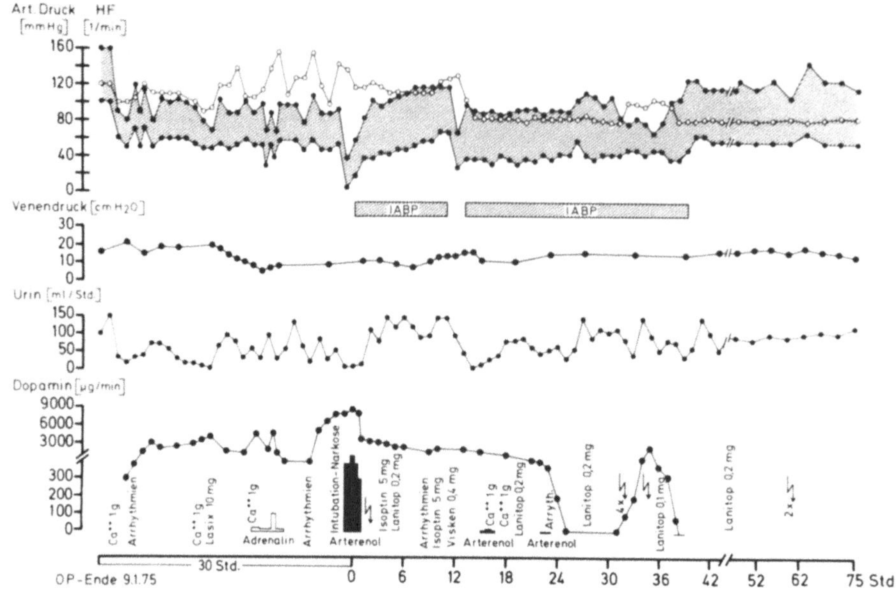

Abb. 36. Schematische Darstellung des Behandlungsverlaufes unter Verwendung der IABP bei einem 55-jährigen Patienten mit postoperativem low-output-Syndrom nach Resektion eines Ventrikelaneurysmas und Koronarembolie. Die IABP-Behandlung wurde 30 Stunden nach Ende der Operation begonnen und für die Dauer von 40 Stunden durchgeführt. HF - Herzfrequenz (offene Kreise)

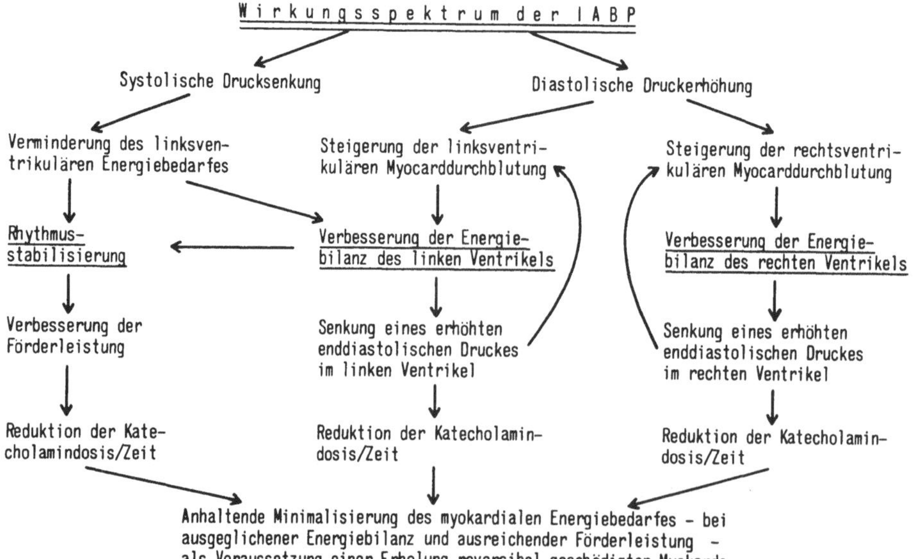

Abb. 37. Übersicht über das Wirkungsspektrum der intraaortalen Ballongegenpulsation (IABP)

wirkt sich u.a. in einer Senkung eines erhöhten enddiastolischen Druk-
kes in den Herzkammern aus. Die diastolische Wandspannungsverringerung
bringt eine Reduzierung der myokardialen Komponente des Koronarwiderstandes und damit eine weitere Verbesserung der Myokarddurchblutung
beider Ventrikel mit sich. Die durch die systolische Drucksenkung her-
vorgerufene Reduktion des linksventrikulären Energiebedarfes drückt
sich ebenfalls in einer verbesserten Energiebilanz - allerdings allein
für das linke Herz - aus. "Rückwirkend" wird hierdurch die Neigung zu
Rhythmusstörungen verringert.

Insgesamt ist unter Berücksichtigung dieser Vorgänge bei der Anwendung
der IABP eine Reduktion der Katecholamindosis zu erwarten, so daß nach
anhaltender Minimalisierung des myokardialen Energiebedarfes - bei
ausgeglichener Energiebilanz und ausreichender Förderleistung - die
Voraussetzungen für eine Erholung von reversibel geschädigtem Myokard
erfüllt bzw. entscheidend verbessert werden.

Eine wirkungsvolle haemodynamische Beeinflussung des kardiogenen
Schocks durch die IABP ist von der Höhe des systolischen Aortendruckes
zu Beginn der Behandlung abhängig. Bei arteriellen Blutdruckwerten
unter 60 - 70 mmHg ist in der Anfangsphase die Gabe von Pressorsubstanzen - gegebenenfalls kombiniert mit einer Volumenauffüllung - zu for-
dern, um zunächst - entsprechend der Aortenkompliance-Kennlinie - in
einen für die IABP therapeutisch effektiven Druck-Bereich zu kommen.

In der Klinik sollte bei folgender Symptomatik die Indikation zum Einsatz der IABP-Behandlung erwogen werden:

1. low-output-Syndrom nach herzchirurgischen Eingriffen, sowohl beim
   Links-, als auch beim Rechtsherz-Versagen,
2. akuter Myokardinfarkt mit "low-output",
3. kardiogener Schock anderer Genese.

<u>ad 1</u>. Eine ungenügende Herzfunktion deutet sich nach Eingriffen am
offenen Herzen an, wenn niedrige arterielle Drucke ein Abstellen der
extrakorporalen Zirkulation erst verspätet zulassen. Tritt ein low-
output-Syndrom einige Stunden nach der Herzoperation ein, so wird in
jedem Fall eine kreislaufstabilisierende Therapie erforderlich sein.
Bei einem beginnenden Herzversagen kann zwar durch Gabe von sympathico-
adrenergen Substanzen ein Blutdruckanstieg erzielt werden, wegen des
gleichzeitigen systolischen und diastolischen Druckanstiegs wird das
Verhältnis von Sauerstoff-Angebot zu -Bedarf aber nicht entscheidend
verbessert. Aus diesem Grunde ist die Indikation zu der das Herz mechanisch und energetisch entlastenden Behandlung mit der IABP so früh
wie möglich zu stellen. Während beim Linksherzversagen die IABP durch
systolische Drucksenkung und diastolische Augmentation das Mißverhältnis von O_2-Bedarf zu O_2-Angebot von beiden Seiten günstig beeinflußt,
wirkt sich beim isolierten Rechtsherzversagen primär allein die diastolische Augmentation mit der Verbesserung des Koronarflusses positiv
aus.

<u>ad 2</u>. Die gleichen Gesichtspunkte sind auch beim akuten Herzinfarkt zu
berücksichtigen, sie haben für alle Patienten mit koronarer Herzkrankheit und eingeschränkter Koronarreserve Bedeutung. Bei rechtzeitigem
Beginn der assistierten Zirkulation besteht Aussicht, eine Ausdehnung
irreversibel geschädigter Myokardbezirke infolge Durchbrechung eines
Circulus vitiosus zu verhindern und eine Erholung reversibel geschädigter Zonen zu fördern oder überhaupt zu ermöglichen. Außerdem wird
damit verhindert, daß intaktes, aber durch zusätzliche Beanspruchung
und hohe Katecholamindosen stark belastetes Myokard überbeansprucht und
von der Schädigung mitergriffen wird. Das Energiedefizit des Herzens,

das unter Umständen sehr langsam über einen längeren Zeitraum ent-
standen ist, kann - soweit es nicht zu einer irreversiblen Schädigung
geführt hat - mit Hilfe der IABP abgebaut werden. Für den Umschlag
einer negativen Energiebilanz in eine positive Energiebilanz kann unter Umständen schon eine geringgradige Verbesserung der Koronarperfusion und bzw. oder eine kleine Senkung des myokardialen Energiebedarfes entscheidend sein. Die Erholung reversibel geschädigten Myokards
unter der IABP wird umso länger dauern, je größer das Ausgangsdefizit
des Myokards ist, und je geringer die relative Entlastung des Herzens
ausfällt; die Erholung kann durchaus den Zeitraum von Tagen beanspru-
chen (Abb. 38).

Nach einem akuten schweren Myokardinfarkt mit den Zeichen eines kardiogenen Schocks sollte daher eine koronarangiographische Diagnostik
zur Vorbereitung eines koronarchirurgischen Eingriffes unter dem
Schutz der kreislaufentlastenden Therapie der IABP durchgeführt werden.

Kommt es unter IABP-Behandlung zu einer überzeugenden Stabilisierung
der Kreislaufverhältnisse, ist zu erwägen, ob sich akut hypoxämisch
geschädigtes Myokard so gut erholen konnte, daß zunächst von weiteren
diagnostischen Maßnahmen und einer revaskularisierenden Operation
abgesehen werden kann. Neben der Indikation der IABP in der Herzchirurgie besteht also auch eine Indikation für eine rein konservative Therapie.

Die IABP-Behandlung sollte beim postoperativen low-output-Syndrom oder
nach akutem Herzinfarkt unverzüglich eingeleitet werden, wenn nach Volumenauffüllung eine steigende Dosis von Katecholaminen zur Erhaltung
eines ausreichenden Systemdruckes benötigt wird.

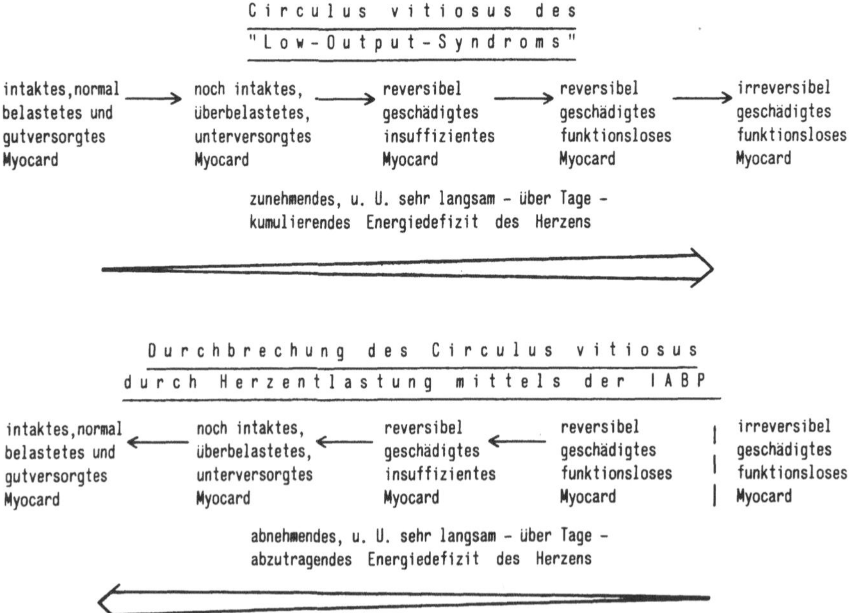

*Abb. 38. Schematische Darstellung des Circulus vitiosus beim low-out-
put-Syndrom, der durch den Einsatz der intraaortalen Ballonpulsation
(IABP) durchbrochen werden kann*

Als Kriterien für eine unzureichende Förderleistung des Herzens soll-
ten nach eigenen Erfahrungen und Angaben in der Literatur (19, 32, 46,
57, 79) folgende Parameter herangezogen werden:

Parameter für die Indikation zur assistierten Zirkulation bei unzurei-
chender Förderleistung des Herzens - unter den Bedingungen annähernd
normaler Werte des Ruhe-Energiebedarfs, der arteriellen O_2-Sättigung,
der O_2-Kapazität und des Blut-Volumens:

1. zentral-venöse O_2-Sättigung   unter 60 %
2. Herz-Zeit-Volumen   unter 2,0 l/min/m^2
3. mittlerer Aortendruck   unter 70 mmHg
4. zentral-venöser Druck   über 15 mmHg
5. Pulmonal-"Kapillardruck"   über 20 mmHg
6. enddiast. lk. Ventrikeldruck   über 15 mmHg
7. Urinproduktion   unter 20 ml/Std.

Anhand der therapeutischen Erfahrungen mit der IABP bei einem 9-jähri-
gen Jungen kann die Anwendung dieser Form der Kreislaufassistenz mit
entsprechender Modifikation der Technik bei Kindern mit low-output-
Syndrom nach herzchirurgischen Eingriffen indiziert sein. Hierzu müssen
kleinere Katheter mit entsprechenden Ballonvolumina, die dem Durchmesser der kindlichen Aorta angepaßt sind, und auch eine diesen Größen-
verhältnissen entsprechende Sicherheitskammer zur Verfügung stehen.

Als absolute Kontraindikation für die IABP ist eine ausgeprägte Aorten-
klappeninsuffizienz zu nennen. Eine relative Einschränkung der Anwendbarkeit stellt die generalisierte Arteriosklerose dar, bei der stärkere
Wandveränderungen der Beckengefäße das Vorschieben des Ballonkatheters
erschweren können. Auch unter Beachtung angegebener technischer Hilfen
(21, 80, 91, 121) sind die dadurch bedingten Schwierigkeiten nicht immer überwindbar. Bei diesen Patienten ist auch die geringere Kompliance
der Aorta zu berücksichtigen.

Abschließend darf festgestellt werden, daß der IABP bei der Behandlung
des low-output-Syndroms im Hinblick auf eine günstige Beeinflussung des
Mißverhältnisses von myokardialem Sauerstoff-Angebot und Sauerstoff-
Bedarf eine entscheidende Bedeutung zukommt. Neben der Verbesserung der
Energiebilanz ist auch die Senkung bzw. Optimierung und Minimalisierung
des myokardialen Energiebedarfes als sehr wichtige Voraussetzung für
die Erholung reversibel geschädigten Myokards zu betonen (Abb. 38).
Angesichts der geringen Komplikationsrate bei adäquater Handhabung ist
dieses neue therapeutische Verfahren als überraschend sicher und - bei
nicht hoffnungslosen Fällen - als recht aussichtsreich zu beurteilen.

Mit der IABP steht für die Behandlung des postoperativen low-output-
Syndroms und des akuten Myokardinfarktes ein sicheres Verfahren zur
mechanischen Entlastung des hypoxämisch geschädigten Herzens zur Verfügung. Die Entwicklung von Systemen der assistierten Zirkulation war
in den letzten 15 Jahren ein Schwerpunkt der kardiologischen Forschung -
vor allem in den anglo-amerikanischen Ländern. Die prinzipiellen Möglichkeiten einer Kreislaufunterstützung wurden in der Einleitung nach
ihrer Volumen- oder Druck-Entlastung oder einer kombinierten Wirkung
eingeteilt. Die Volumenentlastung bringt im Vergleich zur Druckentlastung relativ geringe Energieeinsparnisse, durch Senkung des enddiastolischen Ventrikeldruckes kann sie aber den koronaren Widerstand
günstig beeinflussen. Das Ziel der vorliegenden Arbeit war, die haemodynamischen Effekte der IABP unter Kontrollbedingungen und an 2 verschiedenen Formen der experimentellen Herzschädigung am Hund zu prüfen
und ihre Auswirkungen auf den myokardialen Sauerstoffverbrauch zu
untersuchen. Angesichts der nach wie vor recht gegensätzlichen Literaturangaben über die Effektivität der IABP - sowohl im Tierexperiment
als auch in der Klinik - erschien eine weitere Klärung des Wirkungsspektrums und der klinischen Indikation dringend angezeigt.

Zur Beurteilung des Einflusses der IABP auf Haemodynamik und Koronardurchblutung eines vorgeschädigten Herzens wurden zunächst - nach
entsprechenden Voruntersuchungen - 2 Modelle einer standardisierten
Herzschädigung ausgewählt:

1. Koronarserienligatur des Ramus anterior descendens der linken Koronararterie,
2. arterielle Hypoxie durch O_2-Mangelbeatmung nach vorhergehender beta-
   adrenerger Blockade.

Mit beiden Verfahren war es möglich, eine haemodynamische Situation zu
erzeugen, die den Verhältnissen bei einem kardiogenen Schock oder bei
einem low-output-Syndrom in der Klinik nahekommt. So wurde der systolische Druck auf 86 bzw. 90 mmHg gesenkt, der linksventrikuläre enddiastolische Druck stieg auf 14 bzw. 11 mmHg und der mittlere Pulmonalarteriendruck auf 18 bzw. 24 mmHg. Die Werte von dp/dt_{max} gingen nahezu
um den Faktor 2 auf 1022 bzw. 1298 mmHg/sec zurück. Bei der Koronar-
serienligatur hatte die Ausschaltung des umschriebenen Myokardbezirkes
eine paradoxe Wandbewegung dieser Region zu Folge. Insgesamt war bei
diesem Modell infolge der erforderlichen Thorakotomie, die mit einem
Abfall des Haemoglobingehaltes, Schwankungen der Bluttemperatur und
einer Verlängerung der Versuchsdauer verbunden war, die Reproduzierbarkeit nicht so zufriedenstellend wie beim 2. Modell.

Das Vorgehen in der 2. Untersuchungsserie war leichter und besser zu
standardisieren. Eine Schädigung des gesamten Myokards wurde hierbei
durch arterielle Hypoxaemie mittels O_2-Mangelbeatmung hervorgerufen.
Eine vorhergehende beta-Blockade mit 1,5 mg/kg Propranolol diente der
Ausschaltung von Rhythmusstörungen und der besseren Stabilisierung
dieses Schädigungszustandes. Die angestrebten haemodynamischen Veränderungen stellten sich bei individuell recht unterschiedlichen

arteriellen Sättigungen zwischen 20 und 50 % ein, sie konnten über
35 Minuten in einem ausreichenden steady state gehalten werden.

Der Sauerstoffverbrauch des Herzens wurde mit Hilfe des von
BRETSCHNEIDER et al. eingeführten Parameters über die haemodynamischen
Einzelgrößen bestimmt. Mittels Division durch die $AVDO_2$ wurde daraus
dann die Koronardurchblutung berechnet.

Die haemodynamischen Ausgangsverhältnisse entsprachen in beiden Versuchsserien den bekannten Ruhebedingungen für den Hund. In beiden Un-
tersuchungsreihen hatte die IABP unter den Kontrollbedingungen nur
eine geringfügige Beeinflussung der haemodynamischen und energetischen
Situation des Herzens zur Folge. Die kleine und nicht signifikante Verminderung des myokardialen Sauerstoffbedarfes durch die IABP war überwiegend auf die systolische Drucksenkung und die Reduktion von dp/dt_{max}
zurückzuführen. Die Koronardurchblutung änderte sich durch die IABP
nicht wesentlich, da bei etwa gleichbleibendem O_2-Bedarf der koronare
Widerstand auf den durch IABP erhöhten Perfusionsdruck über die Autoregulation mit einem Anstieg reagierte.

<u>Nach Herzschädigung durch Koronar-Serienligatur</u> war unter dem akuten
Einfluß der IABP (20 Minuten Behandlungsdauer) eine deutliche energe-
tische Entlastung des Herzens festzustellen. Mit der Erhöhung des
maximalen (22 %) und des mittleren (23 %) diastolischen Aortendruckes
stieg die Koronardurchblutung um 23 % an. Der myokardiale Sauerstoffverbrauch änderte sich - bei im wesentlichen gleichbleibenden systolischen Aortendruck- und dp/dt_{max}-Werten - nur geringfügig, da die $AVDO_2$
des Koronarblutes um 16 % abnahm. Ein wesentlicher Anteil an der Verbesserung der Energiebilanz und des Suffizienzgrades, der sich auch in
einem Anstieg des HZV-Index um 10 % ausdrückte, ist der Reduktion des
linksventrikulären enddiastolischen Druckes um 27 % zuzusprechen.

<u>Nach Herzschädigung durch arterielle Hypoxie kombiniert mit beta-Blok-
kade</u> ergaben sich ähnliche Resultate: Maximaler und mittlerer Aortendruck wurden signifikant angehoben (15 % bzw. 16 %). Die Zunahme der
Koronardurchblutung um 24 % war bei diesem Modell relativ zur diastolischen Druckanhebung noch ausgeprägter als bei der Koronar-Serienligatur. Bei der hypoxaemischen Myokardschädigung mit weitgehender Erschöpfung der Koronarreserve ist die Autoregulation vollständig aus-
geschaltet, so daß die Koronardurchblutung allein vom Perfusionsdruck
und der myokardialen Komponente des Koronarwiderstandes (u.a. vom
enddiastolischen Ventrikeldruck) abhängig ist.

Interessant ist die gute quantitative Übereinstimmung der von anderen
Autoren direkt gemessenen Koronardurchblutung mit unseren aus den
haemodynamischen Einzelgrößen mit Hilfe des BRETSCHNEIDER-Parameters
und weiter über die $AVDO_2$ errechneten Werten.

Im Hinblick auf eine klinische Anwendung ist diesen experimentellen
Untersuchungen eindeutig zu entnehmen, daß die IABP durch die diastolische Augmentation und durch die systolische Druckentlastung das bei
einem hypoxaemisch geschädigten Herzen vorhandene Mißverhältnis zwischen Sauerstoffbedarf und Sauerstoffangebot günstig beeinflußt. Im
Gegensatz hierzu ist bei länger dauernder medikamentöser Behandlung
des kardiogenen Schocks mit Katecholaminen keine wesentliche Änderung
der myokardialen Energiebilanz zu erwarten, da bei dieser Therapieform
die diastolische Blutdrucksteigerung, d.h. die Steigerung des koronaren Perfusionsdruckes, auch mit einer Erhöhung des systolischen Aortendruckes, d.h. mit einem erhöhten myokardialen Energiebedarf, einhergeht.

Die Versuche haben darüberhinaus gezeigt, daß die IABP unterhalb eines
kritischen systolischen arteriellen Druckes von etwa 70 mmHg nicht

effektiv ist, und daß daher u.U. die Gabe von Pressorsubstanzen und
Plasmaexpandern zu Beginn der Behandlung indiziert ist. Andererseits
sprechen diese Erfahrungen für einen möglichst frühzeitigen Einsatz
der IABP.

Als Indikationen für die klinische Anwendung sind folgende Krankheits-
bilder zu nennen:
1. low-output-Syndrom nach herzschirurgischen Eingriffen (Links- und
   Rechtsherzversagen),
2. akuter Myokardinfarkt,
3. kardiogenes Schocksyndrom anderer Genese.

Unter dem Schutz der IABP können beim akuten Herzinfarkt auch die not-
wendigen speziellen diagnostischen und therapeutischen Maßnahmen -
einschließlich der Koronarangiographie und der Koronarchirurgie - mit
größerer Sicherheit ausgeführt werden.

Aus einem erfolgreichen Behandlungsverlauf bei einem 9-jährigen Jungen
mit postoperativem low-output-Syndrom darf geschlossen werden, daß die
IABP - mit entsprechend modifizierter Technik - auch bei Kindern mit
überzeugendem Erfolg eingesetzt werden kann.

XII. Summary

IABP is a safe method for the mechanical assistance of a heart in the postoperative low-output syndrome and after acute myocardial infarction. The development of circulatory assistance devices has been of mayor research interest for the last 15 years - especially in the Anglo-American countries. The principal possibilities of circulatory assistance are separated in the introduction of this report into volume or pressure unloading methods, or a combination thereof. Volume unloading leads only to relatively small reductions in energy needs, but decreasing enddiastolic left ventricular pressure it can exert beneficial effects on coronary resistance.

It is the purpose of the following paper to examine the hemodynamic effects of IABP during control conditions and after two different forms of experimental cardiac failure in dogs and to analyze its influence on myocardial oxygen consumption. Since the effectivity of IABP in experimental animal studies as well as in its clinical results is still controversial in the literature, a more detailed study of the efficacy and the clinical indications seemes to be of importance.

In order to examine the effects of IABP on hemodynamic and coronary artery blood flow of the failing heart, two different models of a standardized cardiac lesion have been selected following a series of pilot studies:

1. Coronary artery serial ligation of the branches of the left ant. desc. coronary artery
2. Arterial hypoxemia due to reduction of inspiratory O_2 content after beta adrenergic blockade

It was possible with both methods to create a hemodynamic situation similar to the clinical picture of a cardiogenic shock syndrome of the low output syndrome. Left ventricular pressure was lowered to 86 and 90 mmHg, left ventricular enddiastolic pressure rose to 14 and 11 mmHg, and pulmonary artery mean pressure to 18 and 24 mmHg. Values of dp/dt_{max} were reduced almost 2 times to 1022 and 1298 mmHg/s. Coronary artery serial ligation led to a circumscribed myocardial lesion with paradoxial movement of the ventricular wall region. Obviously as a result of the thoracotomy with blood loss, diminution of hemoglobin, changes in blood temperature, and extension of the duration of the experiment the reproducibility of the myocardial lesion was not as satisfactory as it was in the 2nd model.

The 2nd model was easier to manage and to standardize. Involvement of the entire myocardium was achieved by means of arterial hypoxemia due to a reduction of the inspiratory O_2 concentration. A previous beta adrenergic blockade with 1.5 mg/kg propanolol decreased the occurrence of arrhythmias and stabilized the grade of cardiac lesion. Appropriate hemodynamic changes were found at various levels of arterial O_2 saturation - from 20 - 50 % in the different individual animal - which could consequently be kept in a sufficient steady-state condition for more than 35 min. The myocardial O_2 comsumption was calculated from

the hemodynamic data by means of BRETSCHNEIDER's formula. Dividing
this by $AVDO_2$ gave the coronary blood flow.

The hemodynamic control conditions in both models were very similar
to resting conditions of normal dogs. In both series there was only
a minimal influence of IABP on myocardial hemodynamics and energy.
The slight statistically not significant IABP - induced diminution
in myocardial O_2 consumption was mainly due to a reduction in systolic pressure and dp/dt_{max} values. Coronary artery blood flow remained
essentially unchanged during IABP since O_2 comsumption did not change
and the augmentation of perfusion pressure due to IABP resulted in an
autoregulatory increase in coronary artery resistance.

After coronary artery serial ligation there was a definite energy unloading of the heart due to the acute effects of IABP (20-min IABP
treatment) noticable. Peak (+22%) and mean (23%) diastolic aortic pressure rose and led to a 23% increase in coronary blood flow. Myocardial
O_2 consumption was only slightly changed while coronary $AVDO_2$ decreased
16%. Systolic aortic blood pressure and dp/dt_{max} remained at the same
levels. Essential for improvement of energy balance and the state of
cardiac sufficency, which was in addition indicated in the 10% increase in the cardiac index, is the 27% reduction in enddiastolic
left ventricular pressure.

Similar results were obtained after cardiac failure due to arterial
hypoxemia in combination with beta blockade. Peak and mean diastolic
aortic pressure were significantly increased - by 15% and 16%. The
24% augmentation in coronary with the increase in diastolic pressure.
Since the autoregulatory response is completely blocked in the model
of hypoxemic myocardial lesion with exhaustion of coronary reverse,
coronary blood flow depends only on perfusion pressure and the myocardial component of coronary resistance (i.e., enddiastolic ventricular pressure, etc.).

Of particular interest is the quantitative evaluation of the calculated
myocardial blood flow (BRETSCHNEIDER formula) and the directly mea-
sured data of other authors.
For clinical implication it is evident from our experimental animal
studies that due to the diastolic augmentation and systolic unloading,
IABP has a beneficial influence on the obvious imbalance between O_2
consumption and O_2 delivery in hypoxemic heart failure.

In contrary, prolonged pharmacologic treatment of cardiogenic shock
with catecholamines cannot be expected to result in a change in myocardial energy balance, since the increase in diastolic aortic pressure is accompanied by an augmentation of systolic aortic pressure
and a rise in myocardial energy demands.

In addition, the experiments demonstrated that IABP is less effective
when systolic aortic pressure falls below 70 mmHg.

The application of pressor agents and plasma substituents at the be-
ginning of the treatment is therefore of value. On the other hand,
the necessity of early institution of IABP is evident from this experience.

IABP treatment is indicated in:
1. Low-output syndrome after heart surgery (left and right heart failure)
2. Acute myocardial infarction
3. Cardiogenic shock due to other disease

With the circulatory assistance of IABP, necessary special diagnostic and therapeutic measures - coronary angiography and coronary artery surgery - can be performed with a maximum of safety.

It is furthermore concluded from the successful treatment of a 9-year-old boy with postoperative low-output syndrome that with slightly modified technique IABP can be of value in the therapy of children, too.

XIII. Tabellen

Tabelle 1. Mittelwerte und Standarabweichungen der Mittelwerte der haemodynamischen Veränderungen durch IABP unter Kontrollbedingungen (Versuchsserie "Koronar-Serienligatur"). HZV-I = Herzzeitvolumen-Index, SV-I = Schlagvolumen-Index, HA-I =
Herzarbeits-Index, SA-I = Schlagarbeits-Index

Haemodynamische Veränderungen durch IABP unter Kontrollbedingungen n = 8

		vor IABP		20 Min nach IABP		Signifikanz
		$\bar{x}$	$S\bar{x}$	$\bar{x}$	$S\bar{x}$	$p <$
Herzfrequenz	[1/min]	81	4	82	5	n.s.
Aortendruck syst. Maximum	[mmHg]	120	8	111	7	0,0025
Aortendruck diast. Maximum	[mmHg]	104	7	114	8	0,0025
Aortendruck diast. Minimum	[mmHg]	79	8	69	7	0,0025
mittlerer diast. Aortendruck	[mmHg]	92	8	103	8	0,0005
mittlerer Aortendruck	[mmHg]	99	7	102	8	0,005
enddiast. linksventr. Füllungsdruck	[mmHg]	7,3	1	6,3	1	0,0025
mittlerer Pulmonalarteriendruck	[mmHg]	14	2	13	2	n.s.
dp/dt_{max}	[mmHg/sec]	2299	306	2028	290	0,005
HZV-I	[ml/kg·min]	146	20	125	16	0,01
SV-I	[ml/kg]	1,82	0,26	1,65	0,31	n.s.
HA-I	[mmHg·ml/kg·min]	15410	1980	12560	1450	0,005
SA-I	[mmHg·ml/kg]	190	25	162	24	0,025
O_2-Sätt. zentr. venös	[%]	75,4	3	76,2	3	n.s.

Tabelle 2. Mittelwerte und Standardabweichungen der Mittelwerte der haemodynamischen Veränderungen nach Herzschädigung durch Koronar-Serienligatur. HZV-I = Herzzeitvolumen-Index, SV-I = Schlagvolumen-Index, HA-I = Herzarbeits-Index, SA-I = Schlagarbeits-Index

Haemodynamische Veränderungen nach Herzschädigung (Koronar-Serienligatur) n = 8

		Kontrollbedingungen		nach Herzschädigung		Signifikanz
		$\bar{x}$	$S\bar{x}$	$\bar{x}$	$S\bar{x}$	$p <$
Herzfrequenz	[1/min]	81	4	93	7	n.s.
Aortendruck syst. Maximum	[mmHg]	120	8	86	5	0,01
Aortendruck diast. Maximum	[mmHg]	104	7	75	4	0,01
Aortendruck diast. Minimum	[mmHg]	79	8	58	5	0,025
mittlerer diast. Aortendruck	[mmHg]	92	8	67	4	0,025
mittlerer Aortendruck	[mmHg]	99	8	72	4	0,0125
enddiast. linksventr. Füllungsdruck	[mmHg]	7,3	1	14	1	0,0005
mittlerer Pulmonalarteriendruck	[mmHg]	14	2	18	2	0,05
dp/dt_{max}	[mmHg/sec]	2299	306	1022	85	0,005
HZV-I	[ml/kg·min]	146	20	87	22	0,01
SV-I	[ml/kg]	1,82	0,26	1,07	0,33	0,01
HA-I	[mmHg·ml/kg·min]	15410	1980	6752	1689	0,05
SA-I	[mmHg·ml/kg]	190	25	82	24	0,01
O_2-Sätt. zentr. venös	[%]	75,4	3	44,4	3	0,0005

Tabelle 3. Mittelwerte und Standardabweichungen der Mittelwerte der haemodynamischen Veränderungen durch IABP nach Herzschädigung (Versuchsserie "Koronar-Serienligatur"). HZV-I = Herzzeitvolumen-Index, SV-I = Schlagvolumen-Index, HA-I = Herzarbeits-Index, SA-I = Schlagarbeits-Index

Haemodynamische Veränderungen durch IABP nach Herzschädigung (Koronar-Serienligatur) n = 8

		vor IABP		20 Min nach IABP		Signifikanz
		$\bar{x}$	$S\bar{x}$	$\bar{x}$	$S\bar{x}$	$p <$
Herzfrequenz	$[1/min]$	93	7	96	6	n.s.
Aortendruck syst. Maximum	$[mmHg]$	86	5	84	3	n.s.
Aortendruck diast. Maximum	$[mmHg]$	75	4	97	4	0,0005
Aortendruck diast. Minimum	$[mmHg]$	58	5	55	4	n.s.
mittlerer diast. Aortendruck	$[mmHg]$	67	4	87	4	0,0005
mittlerer Aortendruck	$[mmHg]$	72	4	82	4	0,0025
enddiast. linksventr. Füllungsdruck	$[mmHg]$	14	1	11	1	0,0025
mittlerer Pulmonalarteriendruck	$[mmHg]$	18	2	16	2	0,005
dp/dt_{max}	$[mmHg/sec]$	1022	85	1199	63	0,025
HZV-I	$[ml/kg \cdot min]$	87	22	97	23	0,0025
SV-I	$[ml/kg]$	1,07	0,33	1,12	0,34	n.s.
HA-I	$[mmHg \cdot ml/kg \cdot min]$	6752	1689	6978	1533	n.s.
SA-I	$[mmHg \cdot ml/kg]$	82	24	80	22	n.s.
O_2-Sätt. zentr. venös	$[\%]$	44,4	3	48,6	3	0,01

Tabelle 4. Mittelwerte und Standardabweichungen der Mittelwerte des Sauerstoffverbrauches des Herzens (E_g, E_2, E_3), der Parameter des Koronarkreislaufes und der haemodynamischen Parameter (Versuchsserie "Koronar-Serienligatur").
E_g = Gesamtsauerstoffverbrauch des linken Ventrikels, E_2 = Sauerstoffverbrauch der Haltebetätigung, E_3 = Sauerstoffverbrauch der Spannungsentwicklung, $\dot{V}_{cor}$ = Koronardurchblutung, W_{cor} = koronarer Widerstand, $P_{syst.}$ = systolischer Aortendruck, $t_{syst.}$ = Systolendauer (QT-Dauer), $t_{Ausw.}$ = Auswurfdauer (t- dp/dt_{max} bis t- dp/dt_{min}), $\bar{P}_{diast}$ = mittlerer diastolischer Aortendruck, $\bar{P}_{syst.}$ = mittlerer systolischer Aortendruck

		Koronar-Serienligatur n = 8								
		Kontrolle					Herzschädigung				
		vor IABP		20'n IABP		Sign.	vor IABP		20'n IABP		Sign.
		$\bar{x}$	$S\bar{x}$	$\bar{x}$	$S\bar{x}$	$p <$	$\bar{x}$	$S\bar{x}$	$\bar{x}$	$S\bar{x}$	$p <$
O_2-Verbrauch	[ml/min·100g]	6,31	0,6	5,90	0,4	n.s.	4,87	0,4	4,98	0,3	n.s.
E_2	[ml/min·100g]	2,47	0,2	2,36	0,2	n.s.	2,12	0,2	1,98	0,2	n.s.
E_3	[ml/min·100g]	2,23	0,3	1,94	0,3	n.s.	1,14	0,5	1,38	0,3	n.s.
O_2-Sätt. cor. ven.	[%]	32	5,3	32	5,0	n.s.	43	5,3	44	5,3	n.s.
$AVDO_2$	[Vol%]	9,2	1,8	8,6	1,8	n.s.	5,0	0,7	4,2	0,7	0,0005
$\dot{V}_{cor}$	[ml/min·100g]	76,9	8	76,7	11	n.s.	97,4	18	118,6	23	0,025
W_{cor}	[mmHg / ml/min·100g]	1,25	0,3	1,39	0,3	n.s.	0,72	0,1	0,70	0,1	n.s.
Herzfrequenz-HF	[1/min]	81	4	82	5	n.s.	93	7	96	6	n.s.
P_{syst}	[mmHg]	120	8	111	7	0,0025	86	5	84	3	n.s.
dp/dt_{max}	[mmHg/sec]	2299	306	2028	290	0,005	1022	85	1199	63	0,025
t_{syst}	[sec]	0,35	0,01	0,35	0,01	n.s.	0,32	0,02	0,32	0,01	n.s.
t_{Ausw}	[sec]	0,22	0,01	0,22	0,01	n.s.	0,21	0,02	0,20	0,01	n.s.
$\bar{P}_{diast}$	[mmHg]	92	8	103	8	0,0005	67	4	87	4	0,0005
$\bar{P}_{syst}$	[mmHg]	108	8	102	7	0,0005	78	4	74	4	0,005

Tabelle 5. Mittelwerte und Standardabweichungen der Mittelwerte der haemodynamischen Veränderungen durch IABP unter Kontrollbedingungen (Versuchsserie "Hypoxie und beta-adrenerge Blockade") HZV-I = Herzzeitvolumen-Index, SV-I =Schlagvolumen-Index,
HA-I = Herzarbeits-Index, SA-I = Schlagarbeits-Index

Haemodynamische Veränderungen durch IABP unter Kontrollbedingungen

		vor IABP		20 Min nach IABP		Signifikanz
		$\bar{x}$	$S\bar{x}$	$\bar{x}$	$S\bar{x}$	$p <$
Herzfrequenz	[1/min]	87	8	84	7	n.s.
Aortendruck syst. Maximum	[mmHg]	126	7	118	6	0,05
Aortendruck diast. Maximum	[mmHg]	111	7	129	5	0,0025
Aortendruck diast. Minimum	[mmHg]	85	5	76	3	0,01
mittlerer diast. Aortendruck	[mmHg]	98	6	113	5	0,01
mittlerer Aortendruck	[mmHg]	107	7	113	4	0,05
enddiast. linksventr. Füllungsdruck	[mmHg]	6,1	0,5	5,5	0,5	0,05
mittlerer Pulmonalarteriendruck	[mmHg]	16	1	16	1	n.s.
dp/dt_{max}	[mmHg/sec]	2494	178	2261	138	0,025
HZV-I	[ml/kg·min]	105	12	90	9	0,025
SV-I	[ml/kg]	1,28	0,16	1,07	0,08	0,05
HA-I	[mmHg·ml/kg·min]	12270	2000	9890	1320	0,025
SA-I	[mmHg·ml/kg]	150	21	115	12	0,025
O_2-Sätt. zentr. venös	[%]	75,8	3	77,5	3	0,01

Tabelle 6. Mittelwerte und Standardabweichungen der Mittelwerte der haemodynamischen Veränderungen nach Herzschädigung durch Hypoxie nach vorhergehender beta-adrenerger Blockade. HZV-I = Herzzeitvolumen-Index, SV-I = Schlagvolumen-Index, HA-I = Herzarbeits-Index, SA-I = Schlagarbeits-Index

Haemodynamische Veränderungen nach Herzschädigung (Hypoxie und beta-adrenerge Blockade) n = 8

		Kontrollbedingungen		nach Herzschädigung		Signifikanz
		$\bar{x}$	S$\bar{x}$	$\bar{x}$	S$\bar{x}$	$p <$
Herzfrequenz	[1/min]	87	8	101	5	n.s.
Aortendruck syst. Maximum	[mmHg]	126	7	90	7	0,0025
Aortendruck diast. Maximum	[mmHg]	111	7	79	8	0,0025
Aortendruck diast. Minimum	[mmHg]	86	5	63	7	0,01
mittlerer diast. Aortendruck	[mmHg]	98	6	71	7	0,005
mittlerer Aortendruck	[mmHg]	107	7	77	6	0,0025
enddiast. linksventr. Füllungsdruck	[mmHg]	6,1	0,5	11,0	1,0	0,0025
mittlerer Pulmonalarteriendruck	[mmHg]	16	1	24	3	0,01
dp/dt_{max}	[mmHg/sec]	2494	178	1298	194	0,0005
HZV-I	[ml/kg·min]	105	12	92	11	n.s.
SV-I	[ml/kg]	1,28	0,16	0,95	0,13	0,0005
HA-I	[mmHg·ml/kg·min]	12270	2000	8050	1240	n.s.
SA-I	[mmHg·ml/kg]	150	21	82	14	0,005
O_2-Sätt. zentr. venös	[%]	75,8	3	6,0	2	0,0005

Tabelle 7. Mittelwerte und Standardabweichungen der Mittelwerte der haemodynamsichen Veränderungen durch IABP nach Herzschädigung (Versuchsreihe "Hypoxie und beta-adrenerge Blockade"). HZV-I = Herzzeitvolumen-Index, SV-I = Schlagvolumen-Index, HA-I = Herzarbeits-Index, SA-I = Schlagarbeits-Index

Haemodynamische Veränderungen durch IABP nach Herzschädigung (Hypoxie und beta-adrenerge Blockade) n = 8

		vor IABP		20 Min nach IABP		Signifikanz
		$\bar{x}$	$s\bar{x}$	$\bar{x}$	$s\bar{x}$	$p <$
Herzfrequenz	[1/min]	101	5	99	7	n.s.
Aortendruck syst. Maximum	[mmHg]	90	7	84	5	n.s.
Aortendruck diast. Maximum	[mmHg]	79	8	93	5	n.s.
Aortendruck diast. Minimum	[mmHg]	63	7	55	7	n.s.
mittlerer diast. Aortendruck	[mmHg]	71	6	84	7	0,005
mittlerer Aortendruck	[mmHg]	77	6	82	5	n.s.
enddiast. linksventr. Füllungsdruck	[mmHg]	11	1	8	1	0,005
mittlerer Pulmonalarteriendruck	[mmHg]	24	3	21	3	n.s.
dp/dt_{max}	[mmHg/sec]	1298	194	1292	163	n.s.
HZV-I	[ml/kg·min]	92	11	101	13	n.s.
SV-I	[ml/kg]	0,95	0,13	1,10	0,21	n.s.
HA-I	[mmHg·ml/kg·min]	8050	1240	7640	1070	n.s.
SA-I	[mmHg·ml/kg]	82	14	82	13	n.s.
O_2-Sätt. zentr. venös	[%]	6,0	2	8,7	1	0,0005

Tabelle 8. Mittelwerte und Standardabweichungen der Mittelwerte des Sauerstoffverbrauches des Herzens (E_g, E_2, E_3), der Parameter des Koronarkreislaufes und der haemodynamischen Parameter (Versuchsserie "Hypoxie und beta-adrenerge Blockade). E_g = Gesamtsauerstoffverbrauch des linken Ventrikels, E_2 = Sauerstoffverbrauch der Haltebetätigung, E_3 = Sauerstoffverbrauch der Spannungsentwicklung, $\dot{V}_{cor}$ = Koronardurchblutung, W_{cor} = koronarer Widerstand, P_{syst} = systolischer Aortendruck, t_{syst} = Systolendauer (QT-Dauer), t_{Ausw} = Auswurfdauer (t- dp/dt$_{max}$ bis t- dp/dt$_{min}$), $\bar{P}_{diast}$ = mittlerer diastolischer Aortendruck, $\bar{P}_{syst}$ = mittlerer systolischer Aortendruck

		Hypoxie und beta-adrenerge Blockade n = 8									
		Kontrolle									
		vor IABP		20'n IABP		Sign.	vor IABP		20'n IABP		Sign.
		$\bar{x}$	$S\bar{x}$	$\bar{x}$	$S\bar{x}$	$p <$	$\bar{x}$	$S\bar{x}$	$\bar{x}$	$S\bar{x}$	$p <$
O_2-Verbrauch	[ml/min·100g]	6,94	0,6	6,37	0,5	n.s.	5,41	0,4	5,13	0,4	n.s.
E_2	[ml/min·100g]	2,69	0,24	2,47	0,23	n.s.	2,19	0,20	1,96	0,17	n.s.
E_3	[ml/min·100g]	2,60	0,37	2,28	0,25	n.s.	1,57	0,22	1,53	0,25	n.s.
O_2-Sätt. cor. ven	[%]	31	4,5	32	4,3	n.s.	5	0,3	6	0,3	0,01
$AVDO_2$	[Vol%]	10,2	1,1	9,1	0,6	n.s.	3,4	0,5	2,6	0,2	0,0125
$\dot{V}_{cor}$	[ml/min·100g]	68,1	8	70,0	6	n.s.	159,2	28	197,4	27	0,05
W_{cor}	$\left[\frac{mmHg}{ml/min·100g}\right]$	1,62	0,3	1,79	0,1	n.s.	0,43	0,1	0,42	0,1	n.s.
Herzfrequenz-HF	[1/min]	87	8	84	7	n.s.	101	5	99	7	n.s.
P_{syst}	[mmHg]	126	7	118	6	0,05	90	7	84	5	n.s.
dp/dt/$_{max}$	[mmHg/sec]	2494	178	2261	138	0,025	1298	194	1292	163	n.s.
t_{syst}	[sec]	0,34	0,02	0,35	0,02	n.s.	0,30	0,01	0,31	0,01	n.s.
t_{Ausw}	[sec]	0,21	0,01	0,22	0,01	n.s.	0,20	0,01	0,20	0,01	n.s.
$\bar{P}_{diast}$	[mmHg]	98	6	113	5	0,01	71	7	84	5	0,005
$\bar{P}_{syst}$	[mmHg]	114	6	110	4	n.s.	84	7	77	5	n.s.

Seit Abfassung des Manuskriptes im März 1975 wurde in der Klinik für
Thorax- und Herz-Gefäßchirurgie nach den im Kapitel X, B herausgestell-
ten Kriterien bei insgesamt 16 Patienten mit einem postoperativen low-
output-Syndrom die Indikation zur IABP-Behandlung gestellt. Der jüngste
Patient war 9, der älteste 69 Jahre alt. Das postoperative low-output-
Syndrom bestand im Mittel 8 Stunden; die Behandlungsdauer betrug zwischen 9 und 120 Stunden, im Mittel 30 Stunden. 13 Patienten (82%) konnten nach Stabilisierung der Kreislaufverhältnisse von der IABP ent-
wöhnt werden (Abb. A.1). 3 Patienten starben 2 bis 6 Tage nach Abstellen
der IABP an den Folgen eines Cerebralschadens (2 mal Hirnoedem, 1 mal
Blutung), eine weitere Patientin (Zustand nach Tricuspidalklappenersatz)
kam 8 Stunden nach Beendigung der IABP-Behandlung an einer nicht zu be-
herrschenden chirurgischen Blutung ad exitum. 9 Patienten (56,3%) wurden
aus dem Krankenhaus entlassen, ihnen geht es nach letzter Information
gut. Bei 3 Patienten (18%) war die Verschlechterung der Kreislaufsituation durch die assistierte Zirkulation trotz ausreichender haemodynamischer Effektivität nicht zu beeinflussen, sie überlebten nicht.

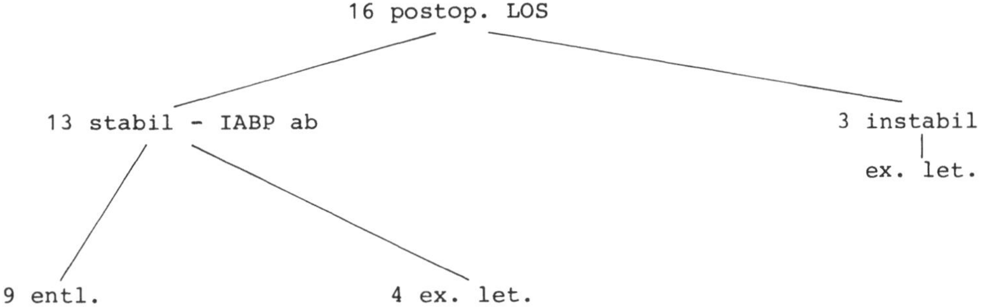

*Abb. A.1. IABP-Behandlung bei 16 Patienten mit postoperativem Low-
Output-Syndrom (LOS) nach Eingriffen am offenen Herzen*

Die Originalregistrierung bei einem 30-jährigen Patienten mit low-output-Syndrom nach Mitralklappenersatz veranschaulicht die typischen haemodynamischen Veränderungen mit und ohne Kreislaufassistenz durch IABP.
Neben der diastolischen Augmentation ist die Druckentlastung des linken
Ventrikels (Verminderung des afterloads) bei langsamer Papiergeschwin-
digkeit deutlich zu erkennen (Abb. A.2).

Die klinischen Erfahrungen verleihen der auf den Seiten 66 und 67 be-
gründeten Forderung Nachdruck, die IABP im Hinblick auf den Ausgleich
des myokardialen Energiedefizits über einen ausreichend langen Zeitraum einzusetzen. Dieses soll in Abbildung A.3 dargestellt werden. Bei
dem o.g. Patienten war 1 Stunde nach Beginn der IABP eine Verbesserung
der haemodynamischen Werte zu erkennen: der enddiastolische Druck im
linken Ventrikel war von 22 auf 17 mmHg abgefallen, der Herzindex von

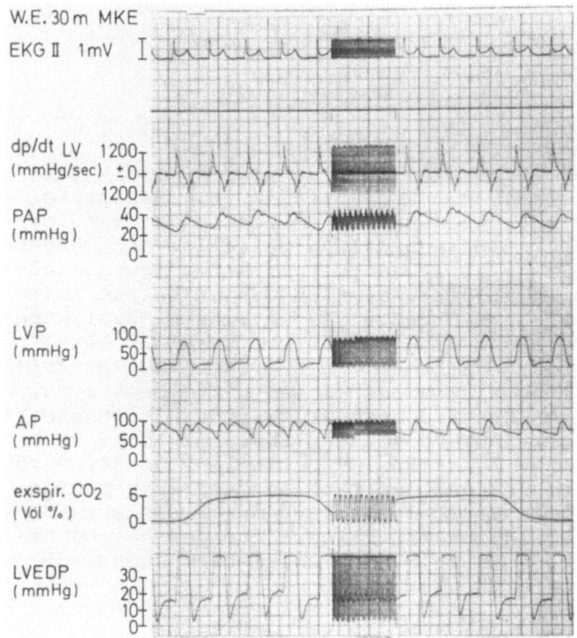

Abb. A.2. Originalregistrierung der haemodyn. Effekte bei einem 30-jährigen Pat. mit postoperativem Low-Output-Syndrom. Linke Hälfte: mit IABP; rechte Hälfte: ohne IABP. Von oben nach unten sind folgende Grössen registriert: EKG (Extremitätenableitung II), Druckanstiegsgeschwindigkeit, Pulmonalarteriendruck, Druck im linken Ventrikel, Aortendruck, exspiratorischer CO_2-Gehalt, linksventrikulärer enddiastolischer Druck

1,25 auf 1,8 l/min/m² angestiegen. Schon eine kurzzeitige Unterbrechung der IABP führte zu einer raschen Verschlechterung der Haemodynamik, so daß die Behandlung fortgesetzt werden mußte. Erst nach 16 Stunden war die Kreislaufsituation stabilisiert, der Ballonkatheter konnte entfernt werden.

Der Einfluß der IABP auf den rechten Ventrikel gibt immer wieder Anlaß zur Diskussion. In Ergänzung zu den auf den Seiten 62 ff. gegebenen Erläuterungen - das Wirkungsspektrum der IABP betreffend - können anhand einer Originalregistrierung die haemodynamischen Veränderungen am rechten Herzen gezeigt werden (Abb. A.4). Bei einem 53-jährigen Patienten mit einem postoperativen low-output-Syndrom nach Ventrikelaneurysmaresektion kam es nach Abstellen der IABP (etwa Mitte der Registrierung) zu einer sofortigen Erhöhung der systolischen und enddiastolischen Drukke im rechten Ventrikel; dementsprechend stieg der rechte Vorhofdruck langsam an. Wenn auch bei diesem Patienten unter der IABP-Behandlung an der Entlastung des rechten Herzens kein Zweifel besteht, ist quantitativ auf der einen Seite der Erhöhung der Myokarddurchblutung für das rechte Herz der größere Wert beizumessen, auf der anderen Seite ist die effektive systolische Entlastung des linken Ventrikels vergleichsweise ausgeprägter.

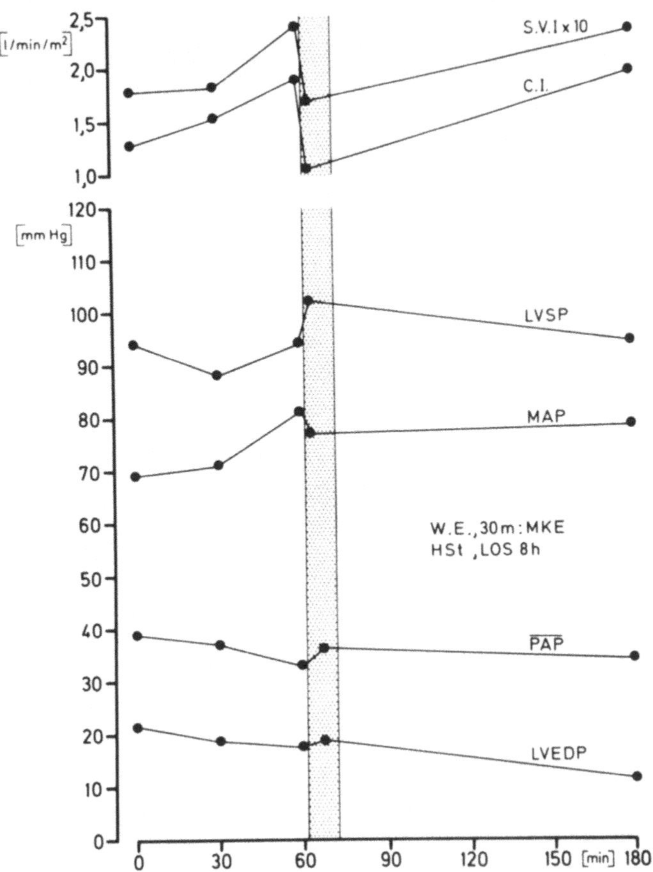

Abb. A.3. Herzzeitvolumen und Haemodynamik bei dem gleichen Pat. (s. Abb. A.1) während IABP-Behandlung. Die gepunktete Säule demonstriert eine kurzzeitige Unterbrechung der assistierten Zirkulation nach 60 Minuten. Von oben nach unten sind folgende Werte aufgeführt: Schlagvolumenindex, Herzindex, systolischer Druck im linken Ventrikel, mittlerer Aortendruck, mittlerer Pulmonalarteriendruck, linksventrikulärer enddiastolischer Druck

Der erfolgreiche Einsatz der IABP bei unseren herzchirurgischen Patienten mit postoperativem low-output-Syndrom unterstreicht erneut die Notwendigkeit eines frühzeitigen - ggf. schon intraoperativen - Beginns der Kreislaufunterstützung, der u.a. maßgebend für den Ausgang der Behandlung ist. Unter Beachtung dieser Tatsache kann insbesondere die Progredienz von reversibel geschädigtem Herzmuskelgewebe und somit der Übergang zu Myocardnekrosen verhindert werden.

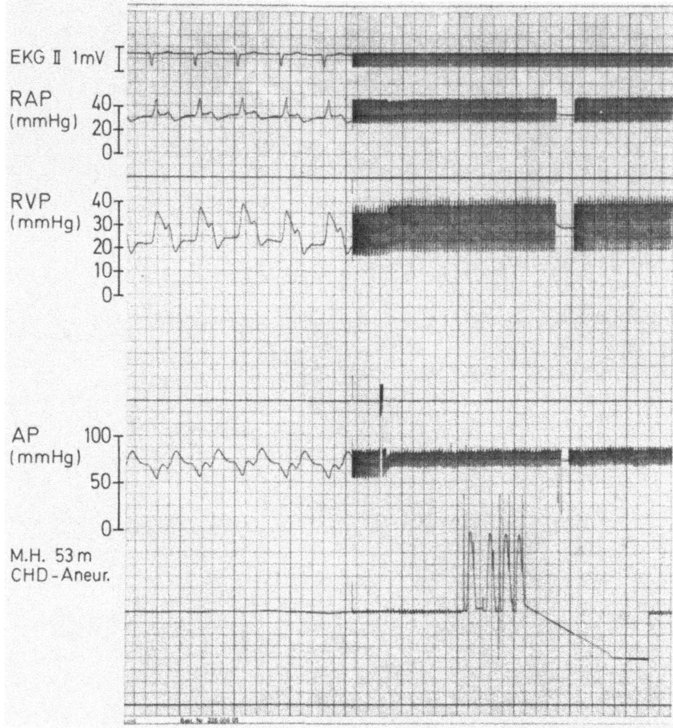

Abb. A.4. Originalregistrierung bei einem 53-jährigen Patienten mit postoperativem Low-Output-Syndrom. Von oben nach unten sind folgende Größen registriert: EKG (Extremitätenableitung II), Druck im rechten Vorhof, Druck im rechten Ventrikel, Aortendruck

XV. LITERATUR

1. ALELLA, A.: Arterielle Sauerstoffsättigung und Koronardruchblutung. Pflügers
   Arch. 259, 422-435 (1954).
2. ALELLA, A.: Beziehungen zwischen arterieller Sauerstoffsättigung, Sauerstoffsättigung im Sinus coronarius und Sauerstoffausnutzung im Myokard unter Berücksichtigung von Sauerstoffkapazität und arteriellem Druck, Pflügers Arch. 259, 436-453
   (1954).
3. ALELLA, A.: Koronardurchblutung und Hypoxie. Pflügers Arch. 261, 373-384 (1955).
4. ARNTZENIUS, A.C., KOOPS, J., HUGENHOLTZ, P.G.: Cardiovascular responses in piglets
   to body acceleration given synchronously with heartbeat (BASH). Circulation 39-
   40, Suppl. III: 38 (1969) (Abstract).
5. BECK, C.S., TICHLY, V.L.: The production of a collateral circulation to the heart.
   Amer.Heart J. 10, 849-873 (1935).
6. BECKMAN, C.B., ROMERO, L.H., SHATNEY, C.H., NICOLOFF, D.M., LILLEHEI, R.C.,
   DIETZMAN, R.H.: Clinical comparison of the intraaortic balloon pump and extrernal
   counterpulsation for cardiogenic shock. Trans.Amer.Soc.Artif.Int.Organs. 19,
   414-418 (1973).
7. BERNHARD, W.F., HUSAIN, M., ROBINSON, T., BUTTEN. L., FRIERE, S., CURTIS, G.W.:
   An appraisal of blood trauma and the blood-material interface following prolonged
   assisted circulation. J.thorac.cardiovasc.Surg. 58, 801-810 (1969).
8. BERNHARD, W.F., LA FARGE, C.G., HUSAIN, M., YAMAMURA, N., ROBINSON, T.C.: Physio-
   logic observations during partial and total left heart bypass. J.thorac.cardio-
   vasc.Surg. 60, 807-817 (1970).
9. BERNSTEIN, E.F., MURPHY, A.E.: The importance of pulsation in preventing throm-
   bosis from intraaortic balloons. J.thorac.cardiovasc.Surg. 62, 950-956 (1971).
10. BIRTWELL, W.C., SOROFF, H.S.: Synchronous methods for assisting the circulation.
    Assistierte Zirkulation. Georg-Thieme-Verlag 1-12 (1967).
11. BIRTWELL, W.C., SOROFF, H.S., RUIZ, U., MANY, M., GIRON, F., DETERLING, R.A. jr.:
    Synchronous pressure assist counterpulsation. Progr.cardiovasc.Dis. 11, 323-337
    (1969).
12. BLEIFELD, W.: Assistierte Zirkulation. Dtsch.med.Wschr. 95, 775-782 (1970).
13. BLEIFELD, W., MEYER, J., BUSSMANN, W.D., IRNICH, W.: Auswirkungen der intraaorta-
    len Ballonpulsation auf Haemodynamik und Koronardruchblutung des suffizienten
    linken Ventrikels. Thoraxchirurgie 18, 361-369 (1970).
14. BLEIFELD, W., BUSSMANN, W.D., MEYER, J., IRNICH, W., EFFERT, S.: Der Einfluß der
    intraaortalen Ballonpulsation auf Haemodynamik und Koronardurchblutung im experi-
    mentellen kardiogenen Schock. Verh.dtsch.Ges.Kreisl.-Forsch. 36, 299-304 (1970).
15. BLEIFELD, W., MEYER-HARTWIG,K., IRNICH, W., BUSSMANN, W.D., MEYER, J.: Dynamics
    of balloons in intraaortic counterpulsation. Amer.J.Roentgenol. 116, 155-164
    (1972).
16. BONHOEFFER, K.: Der Sauerstoffverbrauch des normo- und hypothermen Hundeherzens
    während verschiedener Formen des induzierten Herzstillstandes. Bibl. cardiol.
    Basel Vol. 18 (1967).
17. BOSTROEM, B., GLEICHMANN, U., KREUZER, H., LOOGEN, F.: Technische Probleme und
    experimentelle Ergebnisse bei arterieller Gegenpulsation. Assistierte Zirkulation,
    Georg-Thieme-Verlag 13-20 (1967).
18. BRAUNWALD, E., ROSS, J., SONNENBLICK, E.M.: Mechanisms of contraction of the
    normal and failing heart. New.Engl.J.Med. 277, 910-920 (1967).
19. BREGMAN, D., GOETZ, R.H.: Clinical experience with a new cardiac assist device.
    The dual chambered intraaortic balloon assist. J.thorac.cardiovasc.Surg. 62,
    577-591 (1971).

20. BREGMAN, D., KRIPKE, D.C., COHEN, M.N., LANIADO, S., GOETZ, R.H.: Clinical experience with the unidirectional dual chambered intraaortic balloon assist. Circulation, Supplement I, 43 u. 44, 82-89 (1971).
21. BREGMAN, D., BOLOOKI, H., MALM, J.R.: A sinple method to facilitäte difficult intraaortic balloon insertions. Ann.Thorac.Surg. 15, 636-639 (1973).
22. BREGMAN, D., PARODI, E.N., REEMTSMA, K., MALM, J.R.: Unidirectional balloon pumping in the inferior vena cava and aorta. J.thorac.cardiovasc.Surg. 67, 553-560 (1974).
23. BRETSCHNEIDER, H.J.: Über den Mechanismus der hypoxiaschen Koronarerweiterung. In: Probleme der Koronardurchblutung. Bad Oeynh.Gespr. II, 44 (1958).
24. BRETSCHNEIDER, H.J.: Katheterisierung und Drosselung der Arteria coronaria sinistra bei uneröffnetem Thorax. Pflügers Arch. 270, 38 (1959).
25. BRETSCHENEIDER, H.J.: Aktuelle Probleme der Koronardurchblutung und des Myokardstoffwechsels. Regensburger ärztl.Fortbildung 15, 1-27 (1967).
26. BRETSCHNEIDER, H.J.: Pharmakologie koronarwirksamer Mittel vom Aspekt der Pathophysiologie. Nauheimer Fortbildungs-Lehrgänge, 33. Tagung, 69-96. Darmstadt: Steinkopff-Verlag 1968.
27. BRETSCHNEIDER, H.J., GOTT, L.A., HENSEL, I., KETTLER, D., MARTEL, J.: Ein neuer komplexer haemodynamischer Parameter aus 5 additiven Gliedern zur Bestimmung des O_2-Bedarfs des linken Ventrikels. Pflügers Arch. 319, R. 14 (1970).
28. BRETSCHNEIDER, H.J: `Die haemodynamischen Determinanten des myokardialen Sauerstoffverbrauches. In: Die therapeutische Anwendung beta-sympathikolytischer Stoffe, 4. Rothenburger Gespräch,7.und 8. Mai 1971. S 45.Stuttgart-New-York: F.K. Schattauer-Verlag 1972.
29. BROWN, B.G., GOLDFARB, D., ROPAZ, S.R., GOTT, V.L.: Diastolic augmentation by intraaortic balloon. J.thorac.cardiovasc.Surg. 53, 789-804 (1967).
30. BROWN, B.G., GUNDEL, W.D., McGINNIS, G.E., SELINGER, S.L., TOPAZ, S.R., GOTT, V.L.: Improved intraaortic balloon diastolic augmentation with a doubleballoon catheter in the ascending and the descending thoracic aorta. Ann.Thorac.Surg. 6, 127-136 (1968).
31. BUCKLEY, M.J., LEINBACH, R.C., KASTOR, J.A., LAIRD, J.D., KANTROWITZ, A.R., MADRAS, P.N., SANDERS, C.A., AUSTEN, W.G.: Hemodynamic evaluation of intraaortic balloon pumping in man. Circulation 41 und 42 (Suppl.II) 130-136 (1970).
32. BUCKLEY, M.J., CRAVER, J.M., GOLD, H.K., MUNDTZ, E.D., DAGGETT, W.M., AUSTEN, W.G.: Intraaortic balloon pump assist for cardiogenic shock after cardiopulmonary bypass. Supplement III, Circulation 47 and 48, 90-94 (1973).
33. Bundesminister für Jugend, Familie und Gesundheit: Gesundheitsbericht Suttgart: Gesundheitsbericht 1971.
34. BURTON, A.C.: Physiologie und Biophysik des Kreislaufes. Stuttgart: F.K. Schattauer-Verlag 1969.
35. BUSSMANN, W.D., BLEIFELD, W., IRNICH, W., MEYER, J., MEYER-HARTWIG, K.: Vergleichende haemodynamische Untersuchungen bei Ballonpulsation mit geradem (Aorta descendens) und mit gebogenem Ballon (Aortenbogen). Biomed.Technik 16, 90-93 (1971).
36. BUNTER, A.N., KRAKAUER, J.S., ROSENBAUM, A., TJØNNELAND, S., SHERMAN, J.L. jr. DRESDALE, D.T., KANTROWITZ, A.: Clinical trial of phase-shift balloon pumping in cardiogenic shock. Surg.Forum 20, 199-200 (1969).
37. CHATTERJEE, S., ROSENZWEIG, J.: Evaluation of intraaortic balloon counterpulsation. J.thorac.cardiovasc.Surg. 61, 405-410 (1971).
38. CLAUS, R.H., BIRTWELL, W.C., ALBERTAL, G., LUNZER, S., TAYLOR, W.J., FOSBERG, A.M., HARKEN, D.E.: Assisted circulation. 1. The arterial counterpulsation J. thorac.cardiovasc.Surg. 41, 447-458 (1961).
39. COHEN, L.S., MULLINS, C.B., MITCHELL, J.H.: Sequenced external counterpulsation and intraaortic balloon pumping in cardiogenic shock. Amer.J.Cardiol. 32, 656-661 (1973).
40. CONHEIM, J.: Über die Folgen der Kranzarterienverschließung für das Herz. Virchows Arch. path.Anat. 85, 503-537 (1881).
41. CORDAY, E., LANG, T.W., MEERBAUM, S., GOLD, H., HIROSE, S., RUBINS, S., DALMA DALMASTRO, M.: Closed chest model of intracoronary occlusion for study of regional cardiac function. Amer.J.Cardiol. 33, 49-59 (1974).
42. DE BAKEY, M.D.: Mechanical circulatory support: Current status left vent bypass pump for cardiac assistance. Amer.J.Cardiol. 27, 1-11 (1971).

43. DENNIS, C., HALL, D.P., MORENO, J.R., SENNING, A.: Reduction of the oxygen utilization of the heart by left heart bypass. Circulat.Res. 10, 298-305 (1962).

44. DILLEY, R.B., ROSS, J. jr., BERNSTEIN, E.F.: Serial hemodynamics during intraaortic balloon counterpulsation for cardiogenic shock. Circulation 47-48, Suppl. III: 99-104 (1973).

45. DOLAN, A.M., METCALFE, J.B., SIMANI, A., STERNS, L.P., CALLAGHAN, J.C.: Comparison of counterpulsation and balloon pumping for treating myocaridal infarction. Trans-Amer.Soc.Artif.Int.Organs. 16, 455-458 (1970).

46. DUNKELMANN, B.W., LEINBACH, R.C., BUCKLEY, M.J., MUNDTH, E.D., AUSTEN, W.G., KANTROWITZ, A.R., SANDERS, C.A.: Clinical and hemodynamic results of intraaortic balloon pumping and surgery for cardiogenic shock Circulation 46, 465-477 (1972).

47. ELLIS, P.R. jr., BAILAS, N.J., VISKOS, J.D., WONG, S.H., HYLAND, J.W.: Experimental heart failure in dogs. Arch.Surg. 89, 299-306 (1964).

48. EULER, U.S.v., LILJESTRAND, G.: Observations on the pulmonary arterial blood pressure in the cat. Acta physiol.scand. 12, 301-320 (1946).

49. FEOLA, M., ADACHI, M., AKERS, W.W., ROSS, J.N. jr., WIETING, D.W., KENNEDY, J.H.: Intraaortic balloon pumping in the experimental animal. Amer.J.Cardiol. 27, 129-136 (1971).

50. FINEBERG, C., FORIS, N., CAMISHION, R.C.: Revascularization of the dog myocardium. Arch.Surg. 85, 717-719 (1962).

51. FLEMING, W.H., AABY, G.V., RANDOLPH, I.R.: A comparative study of arterioarterial and intraaortic balloon counterpulsation in the therapy of cardiogenic shock J.thorac.caridovasc.Surg. 60, 818-828 (1970).

52. FURMAN, S., VIJAYNAGAR, R., ROSENBAUM, R., McMULLEN, M., ESCHER, D.J.W.: Lethal sequelae of intraaortic balloon rupture. Surgery 69, 121-129 (1971).

53. FURUSE, A., BRAWLEY, R.K., GOTT, V.L.: Effects of isoproteronol, L-norepinephrine and glocagon on myocardial gas tensions in animals with coronary artery stenosis. J. thorac.cardiovasc.Surg. 65, 815-824 (1973).

54. GALLO, E., EICHELTER, P., SCHENK, W.G. jr.: Influence of counterpulsation on experimental acute cardiac failure. J.thorac.cardiovasc.Surg. 52, 745-754 (1966).

55. GETHMANN, J.W.von, HELLIGE, G., HENSEL, I., KNOLL, D., MARTEL, J., BRETSCHNEIDER, H.J.: HZV-Messung nach der Methode von SLAMA-PIIPER; besonders das problem der absoluten Eichung. Anaesth. Inform. 3, 96-99 (1972).

56. GILL, C.C., WECHSLER, A.S., NEWMAN, S.E., OLDHAM, H.N.: Augmentation and redistribution of myocardial blood flow during acute ischemia by intraaortic balloon pumping. Ann. thorac.Surg. 16, 445-4453 (1973).

57. GOETZ, R.H., BREGMAN, D., ESRIG, B., LANIADO, S.: Unidirectional intraaortic balloon pumping in cardiogenic shock and intractable left ventricle failure. Amer.J.Cardiol. 29, 213-222 (1972).

58. GOLD, K.K., LEINBACH, R.C., SANDERS, C.A., BUCKLEY, M.J., MUNDTH, E.D., AUSTEN, W.G.: Intraaortic balloon pumping for ventricular septal defect or mitral regurgitation complicating acute myocardial infarction. Circulation 47, 1191-1196 (1973).

59. GOLDFARB, D., BROWN, B.G.: Diastolic augmentation: Circulatory dynamics following coronary artery ligation in dogs. Assistierte Zirkulation, Georg-Thieme-Verlag 40-48 (1967).

60. GOLDMANN, A., DORDA, E., SWAN, M.J.C.: Veno-arterial phased pulsatile partial bypass (VAPPPB) for intensive coronary care units. Assistierte Zirkulation, Georg-Thieme-Verlag 65-70 (1967).

61. GREGG, D.E.: Physiology of the coronary circulation. Ann.N.Y.Acad.Sci. 90, 145-155 (1962).

62. GROSSER, K.D., HELLER, A.: Zur Behandlung des kardiogenen Schocks mit der aortalen Ballonpulsation. Symposion der Biomediziner Erlangen, Mai 1973, S. 153-155.

63. GUNNAR, R.M., LOEB, H.S.: Use of drugs in cardiogenic shock due to acute myocardial infarction. Circulation 45, 1111-1124 (1972).

64. HARKEN, D.E., LEFEMINE, A.A., BEATTY, A.C. jr.: Assisted circulation by counterpulsation. 2nd National Conference by Counterpulsation 1, 643-651 (1964) Washington D.C.

65. HENNERSDROF, G., DIENEMANN, H., MÖLLER, H., SCHÜTTE, M.: Über die zeitabhängige Beeinflussung des koronaren Schocks nach experimentellem Myokardinfarkt am Hund mit Hilfe der Methode der intraortalen Ballonpulsation. Symposion der Biomediziner Erlangen, S. 149-151 Mai 1973.

66. HIATT, N., RABINOWITZ, B., YAMAKAWA, T., MILLER, A., SHEINKOPF, J.A., WARNER, N.E.: Prevention of ventricular fibrillation after ligation of circumflex artery. J.thorac.cardiovasc.Surg. 66, 283-286 (1973).

67. HOLDEFER, W.F., KIRKLIN, J.W.: The maintenance of pulsatile flow during temporary external circulatory support with veno-arterial bypass. J.thorac.cardiovasc.Surg. 59, 426-431 (1970).

68. HOUSMAN, L.B., BERNSTEIN, E.F., BRAUNWALD, N.S., DILLEY, R.B.: Counterpulsation for intraoperative cardiogenic shock. JAMA 224, 1131-1133 (1973).

69. IRNICH, W., MEYER-HARTWIG, K., BLEIGELD, W.: Modelluntersuchungen zur intraaortalen Ballonpulsation. Biomed.Technik 16, 9-21 (1971).

70. IRNICH, W., BLEIFELD, W., MEYER-HARTWIG, K., BISPING, H.J.: Die physiologischen und technischen Grundlagen der Ballonpulsationsmethode. Z.Kreisl.-Forsch. 61, 339-349 (1972).

71. JACOBEY, J.A., CRADDOCK, L.D., WOLF, P.S., BECKWITT, H.J., WEDDELL, W.R.: Clinical experience with counterpulsation in coronary artery disease. J. thorac.cardiovasc.Surg. 56, 846-857 (1968).

72. JACOBEY, J.A.: Results of counterpulsation in patients with coronary artery disease. Amer.J.Cardiol. 27, 137-145 (1971).

73. JARON, D., ROMECEK, J., FREED, P.S., WELKOWITZ, W., FICH, S., KANTROWITZ, A.: Measurement ventricular load phase angle as an operating criterion for in series assist devices: hemodynamic studies utilizing inatraaortic balloon pumping. Trans.Amer.Soc.Artif.Int.Organs. 16, 466-471 (1970).

74. KALMAR, P., SCHALDACH, M., BLEESE, N., LUCKMANN, E.: Klinische Erfahrungen mit der intraaortalen Ballonpumpe. Langenbecks Arch.Chir.Suppl.Forum 321-324 (1972).

75. KANTROWITZ, A., KANTROWITZ, A.: Experimental augmentation of coronary flow by retardation of the arterial pressure pulse. Surgery 34, 678-687 (1953).

76. KANTROWITZ, A., McKINNON, W.M.P.: Experimental use of diaphragmas auxillary myocardium. Surg. Forum 9, 266 (1958).

77. KANTROWITZ, A., AKUTSU, T., CAHPTAL, P.A., KRAKAUER, J., KANTROWITZ, A.R., JONES, R.T.: A clinical experience with an implanted mechanical aucillary ventricle. JAMA 197, 97-101 (1966).

78. KANTROWITZ, A., TJØNNELAND, S., FREED, P.S., PHILLIPS, S.J., BUTNER, A.N., SHERMAN, J.L.: Initial clinical experience with intraaortic balloon pumping in cardiogenic shock. JAMA 203, 135-140 (1968).

79. KANTROWITZ, A., TJØNNELAND, S., KRAKAUER, J., BUTNER, A.N., PHILLIPS, S.J., YAHR, W.Z., SHAPIRO, M., FREED, P.S., JARON, D., SHERMAN, J.L. jr.: Clinical experience with cardiac assistance by means of intraaortic phase shift balloon pumping. Trans.Amer.Soc.Artif.Int.Organs. 14, 344-348 (1968).

80. KANTROWITZ, A., PHILLIPS. S.J., BUTNER, A.N., TJØNNELAND, S., HALLER, J.D.: Technique of femoral artery cannulation for phase-shift balloon pumping. J. thorac.cardiovasc.Surg. 56, 219-220 (1968).

81. KANTROWITZ, A., KRAKAUER, J.S., BUTNER, A.N., FREED, P.S., JARON, D., ROSENBAUM, A., GOODMAN, P.M.: Phase shift balloon pulsation in cardiogenic shock. Progr. cardiovasc.Dis. 12, 293-301 (1969).

82. KATAOKA, K., BIRTWELL, W.C., NORTON, R.L., SOROFF, H.S.: Experimental evaluation of coronary collateral enhancement by external counterpulsation. Trans.Amer.Soc. Artif.Int.Organs. 19, 408-413 (1973).

83. KAYE, M.P., TOBIN, H.G., SIMONAITIS, D.F., GUIFFRE, V.W.: Comparaitve evaluation of commmercial IAB-systems. Report No N 7308 TR 1, Vol.I-III, (1974), Springfield, Va: National Technical Information Service.

84. KENNEDY, J.H., BRICKER, D.L.: Criteria for selection of patients for circulatory support. Amer.J.Cardiol. 27, 33-40 (1971).

85. KETTLER, D.: Sauerstoffbedarf und Sauerstoffversorgung des Herzens in Narkose. Anaesthesiologie und Wiederbelebung, 67. Berlin-Heidelberg-New York: Springer-Verlag 1973.

86. KETTLER, D., DE VIVIE, R., HELLBERG, K., KLAESS, G., KONTOKOLLIAS, J., SONNTAG, H.: Increased tolerance to severe arterial hypoxemia after beta-adrenergic glockade. Excerpta med. 330, 117 (1974).

87. KRAKAUER, J.S., ROSENBAUM, A., FREED, P.S., JARON, D., KNATROWITZ, A.: Clinical management ancillary to phase shift balloon pumping in cardiogenic shock. Amer. J.Cardiol. 27, 123-128 (1971).

88. KREUZER, H., BOSTROEM, B., GLEICHMANN, U., LOOGEN, F.: Der Einfluß der arteriellen Gegenpulsation auf die Haemodynamik des insuffizienten linken Herzens.

89. LAIRD, D.J., MADRAS, P.N., JONES, R.T., KANTROWITZ, A.R., KOTHARI, M.L., BUCKLEY,
    M.J., AUSTEN, W.G.: Theoretical and experimental analysis of the IABP.Trans.Amer.
    Soc.Artif.Int.Organs. 14, 338-342 (1968).
90. LAIRD, J.D., ARNTZENIUS, A.C.: The effect of body accelerating synchronous the
    heartbeat (BASH) on aortic root pressures. An inquiry to the physical basis.
    Trans.Amer.Soc.Artif.Int.Organs. 28, 210-215 (1972).
91. LANG, T.W., ROSSELOT, E. GOLD, H., VYDEN, J.K., GOLDMAN, A., HERROLD, G., CORDAY,
    E.: Effect of venoarterial pulsatile partial bypass on the coronary, renal and
    mesenteric circulation in cardiogenic shock. Amer.J.Caridol. 27, 41-45 (1971).
92. LAMBERTI, J.J., COHN, L.M., COLLINS, J.J.: Iliac artery cannulation for intra-
    aortic balloon counterpulsation. J.thorac.cardiovasc.Surg. 67, 976-977 (1974).
93. DELARIA, G.A., JOHANSEN, K.H., SOBEL, B.E., SYBERS, H.D., BERNSTEIN, E.F.:
    Delayed evolution of myocardial ischemic injury after intraaortic balloon coun-
    terpulsation. Supplement, Circulation 49-50, 242-248 (1974).
94. LEINBACH, R.C., BUCKLEY, M.J., AUSTEN, W.G., PETSCHEK, H.E., KANTROWITZ, A.R.,
    SANDERS, C.A.: Effects of intraaortic balloon pumping on coronary flow and
    metabolism in man. Circulation 48-49, Suppl. I: 77-81 (1971).
95. LEINBACH, R.C., DINSMORE, R.E., MUNDTH, E.D., BUCKLEY, M.J., DUNKMANN, W.B.,
    AUSTEN, W.G., SANDERS, C.A.: Selective coronary and left ventricular cineangio-
    graphy during IABP for cardiogenic shock. Circulation 45, 845-852 (1972).
96. LEVINE, I.D., MAROKO, P.R., BERNSTEIN, E.F.: Comparison of intraaortic balloon
    pumping and left ventricular decompression on myocardial ischemic injury after
    experimental coronary artery occlusion. Surg.Forum 22, 149-150 (1971).
97. LIN, C.Y., GALYSH, F.T., HO, K.J., PATEL, A.S.: Response to single-segment
    intraaortic balloon pumping as related to aortic compliance. Ann.thorac.Surg.
    13, 468-476 (1972).
98. MAAS, A.H.J., HAMELINK, M.L., DE LEEUV, R.M.J.: An evaluation of the spectropho-
    tometric determination of Hb-O$_2$, Hb-CO and Hb in blood with the CO-oximeter IL
    182. Clin.chim.Acta 29, 303-315 (1970).
99. MAROKO, P.R., KJEKSHUS, J.K., SOBEL, B.E., WATANABE, T., COVELL, J.W., ROSS,
    J. Jr., BRAUNWALD, E.: Factors influencing infarct size following experimental
    coronary artery occlusions. Circulation 43, 67-82 (1971).
100. MAROKO, P.R., BERNSTEIN, E.F., LIBBY, P., DE LARIA, G.A., COVELL, J.W., ROSS,
     J.Jr. BRAUNWALD, E.: Effects of intraaortic balloon counterpulsation on the
     severity of myocardial ischemic injury following acute coronary occlusion. Cir-
     culation 45, 1150-1159 (1972).
101. VAN DER MEER, J.J., RENEMAN, R.S.: An improved technique to induce a standard-
     ized functional stenosis of a coronary artery. Europ.Surg.Res. 4, 407-418
     (1972).
102. MOULOPOULOS, S.D., TOPAZ, S., KOLFF, W.J.: Diastolic balloon pumping (with
     carbon dioxide) in the aorta. A mechanical assistance to the failing circulation.
     Amer.Heart J. 63, 669-675 (1962).
103. MOULOPOULOS, S.D., TOPAZ, S., KOLFF, W.J.: Extracorporal assistance to the cir-
     culation and intraaortic balloon pumping. Trans.Amer.Soc.Artif.Int.Organs. 8,
     85-87 (1962).
104. MUELLER, H., AYRES, S.M., GIANELLI, S. jr. CONKLIN, E.F., MAZZARA, J.T., GRACE,
     W.J.: Effect of isoproteronol. 1-norpinephrine and intraaortic counterpulsation
     on hemodynamics and myocardial metabolism in shock following acute myocardial
     infarction. Circulation 45, 335-351 (1971).
105. MUNDTH, E.D., BUCKLEY, M.J., DAGGETT, W.M., SANCERS, C.A., AUSTEN, W.G.: Surgery
     for complications of acute myocardial infarction. Circulation 45, 1279-1291
     (1972).
106. MUNDTH, E.D., GOLD, H.K., DAGGETT, W.M., LEINBACH, R.C., AUSTEN, W.G.: Intra-
     aortic balloon pumping and emergency coronary arterial revescularization for
     acute myocardial infarction with impending extension. An..thorac.Surg. 16, 435-
     444 (1973).
107. NACHLAS, M.M., SIEDBAND, M.P.: The influence of diastolic augmentation on in-
     farct size following coronary artery ligation. J.thorac.cardiovasc.Surg. 53,
     698-706 (1967).
108. NIEDERMEYER, W., SCHAEFER, J., SCHWARZKOPF, H.J., WEISS, Ch.: Druckabhängige
     Änderungen der Koronardurchblutung des Hundes während arterieller Gegenpulsation.
     Pflügers Arch. 314, 253-688 (1969).

109. PABST, K.: Probleme des kardiogenen Schocks. Klin.Wschr. 47, 677-688 (1969).
110. PANUM, P.L.: Experimentelle Beiträge zur Lehre von der Embolie. Virchows Arch. path.Anat. 25, 308-338 (1862).
111. PARKER, F.B., NEVILLE, J.F., HANSON, E.L., WEBB. W.R.: Intraaortic balloon counterpulsation and cardiac surgery. Ann.thorac.Surg. 17, 144-151 (1974).
112. PETRACEK, M.R., GOTT, V.L., SKINNER, D.B.: The combined use of balloon diastolic augmentation and mechanical ventricular assistance. Trans.Amer.Soc.Artif. Int.Organs. 12, 143-146 (1971).
113. POWELL, J. fr., DAGGETT, W.M., MAGRO, A.E., BIANCO, J.A., BUCKLEY, M.J., SANDERS, E.A., KANTROWITZ, A.R., AUSTEN, W.G.: Effects of intraaortic balloon counterpulsation on cardiac performance. Oxygen consumption and coronary blood flow in dogs. Circulat. Research 26, 753-764 (1970).
114. RENEMANN, R.S., JAGENEAU, A.H.S., SCHAPER, W.K.A., BROUWER, F.A.S., VAN GERVEN, W.: Influence of counterpulsation on collateral circulation after acute occlusion of the left anterior descending coronary artery in dogs. Cardiovasc.Res. 6, 45-53 (1972).
115. RESNEKOV, L.: Mechanical assistance for the failing ventricle. Mod.Conc.cardiov. Dis. 43, 81-85 (1974).
116. RODEWALD, G.: Jahresbericht der Dt.Ges.f. Thorax- und Herz-Gefäßchirurgie, Februar 1973, Bad Nauhaim.
117. RÖHL, D., SUMMERS, D., NACHT, R., SAUL, B., WECHSLER, B., SAWYER, P.N., RUBIN, R., KEATES, J., O'MALLEY, G., STUCKEY, J., DENNIS, C.: Intraaortale Ballonpulsation und Versuch akuter Reveascularisation bei Patienten mit kardiogenem Schock nach Herzinfarkt. Thoraxchirurgie 21, 332-336 (1973).
118. ROSENZWEIG, J., CHATTERJEE, S.: Restoration of normal cardiac metabolism and hemodynamics after acute coronary occlusion. Ann.thorc.Surg. 6, 146-153 (1968).
119. ROSENZWEIG. J., CHATTERJEE, S., MERINO, F.: Treatment of acute myocardial infarction by counterpulsation. J.thorac.cardiovasc.Surg. 59, 243-150 (1970).
120. ROSSELOT, E., GOLD, H., VYDEN, J.K., GOLDMANN, A., LANG, T., CORDAY, E.: Venoarterial pulsatile circulatory assist in the treatment of resistant ventricular fibrillation. Amer.J.Cardiol. 27, 46-50 (1971).
121. SAINI, V.K., BERGER, R.L.: Technique ofaortic ballooncatheter deployment with the use of a fogarty catheter. Ann.thorac.Surg. 14, 440-442 (1972).
122. SAMUELSON, B.: Über den Einfluß der Koronararterienverschließung auf die Herzaktion. Z.Klin.Med. 2, 12-33 (1881).
123. SANDERS, Ch.A., BUCKLEY, M.J., LEINBACH, R.C., MUNDTH, E.D., AUSTEN, W.G.: Mechanical circulatory assistance. Current status and experience with combining circulatory assistance, emergency coronary angiography and acute myocardial revascularization. Circulation 45, 1292-1313 (1972).
124. SANDERS, C.A., G LD, H.K., BUCKLEY, M.J., LEINBACH, R.C., MUNDTH, E.D., AUSTEN, W.G.: Intraaortic balloon pumping: Current status and clinical experience. Trans.Amer.Clin.Climat.Ass. 84, 22-29 (1973).
125. SARNOFF, S.J., BRAUNWALD, E., WELCH, G.H. jr., CASE, R.B., STAINSBY, W.N., MACRUZ, R.: Hemodynamic determinations of oxygen consumption of the heart with special reference to the tension-time index. Amer.J.Physiol. 192, 148-156 (1958).
126. SHAW, J., TAYLOR, D.R., PITT, B.: Effects of intraaortic balloon counterpulsation on regional coronary blood flow in experimental myocardial infarction. Amer.J.Cardiol. 34, 552-556 (1974).
127. SLAMA, H., PIIPER, J.: Direktanzeigendes Rechengerät zur Bestimmung des Herzzeitvolumens mit der Thermo-Injektionsmethode. Zschr.Kreislaufforschg. 53, 322-328 (1964).
128. SOROFF, H.S., MANY, M., BIRTWELL, W.C., GIRON, F., DETERLING, R.A.: Hedmodynamic effects of pulsatile and nonpulsatile blood flow. Arch.Surg., 98, 321-325 (1969).
129. SOROFF, H.S., CLOUTIER, C.T., BIRTWELL, W.C., BEGLEY, L.A., MESSER, J.V.: External counterpulsation. Management of cardiogenic shock after myocardial infarction. JAMA 229, 1441-1450 (1974).
130. SUGG, W.L., WEBB, W.R., ECKER, R.R.: Reduction of extent of myocardial infarction by counterpulsation. Ann.thorac.Surg. 7, 310-316 (1969).
131. SUGG, W.L., REA, M.J., WEBB, W.R., ECKER, R.R.: Cardiac assistance (counterpulsation) in ten patients. Ann.thorac.Surg. 2, 1-12 (1970).

132. SUGG, W.L., MARTIN, L.F., WEBB, W.R., ECKER, R.R.: Influence of counterpulsation on aortic arch and left coronary blood flow following ligation of the circumflex coronary artery. J.thorac.cardiovasc.Surg. 59, 345-351 (1970).

133. SUMMERS, D.H., KAPLITT, M., MORRIS, J., RUBIN, R., NACHT, R., ARIEFF, A., LEE, M., WECHSLER, B., SAWYER, P.N.: Intraaortic balloon pumping. Arch.Surg. 99, 733-738 (1969).

134. SCHAEFER, J.: Die arterielle Gegenpulsation, eine Methode zur Entlastung des insuffizienten Herzens. Habilitationsschrift, Kiel (1966).

135. SCHALDACH, M.: Kreislaufentlastung in der Intensivpflege. Diagnostik 6, 811-817 (1973).

136. SCHEIDT, S., WILNER, G., MUELLER, H., SUMMERS, D., LESCH, M., WOLFF, G., KRAKAUER, J., KILLIP, M., KANTROWITZ, A.: Intraaortic balloon counterpulsation in cardiogenic shock. New Engl.J.Med. 288, 979-984 (1973).

137. TEMPLE, L.J., RITCHIE, H.E., WRIGHT, J.T.M., KOZIELL, J.: Prolonged partial left heart bypass in sheep: successful use of a new type of pump. Thorax 26, 543-550 (1971).

138. THOMA H., ENENKEL, W., FASCHING, W., STELLWAG, F., UNGER, F., WOLNER, E., NAVRATIL, J.: Technik und Experiment einer neuen Methode der assistirten Zirkulation. Symposium der Biomediziner, Erlangen Mai 1973, S. 145-147.

139. TYBERG, J.V., KEON, W.J., SONNENBLICK, E.H., URSCHEL, C.W.: Effectivness of intraaortic balloon counterpulsation in the experimental low output state. Amer.Heart J. 80, 89-95 (1970).

140. VANSANT, J.H.: Technique of experimental ligation of the anterior descendens coronary artery. Surgery 49, 387-390 (1961).

141. VOGEL, I.: Die Bedeutung der intraaortalen Ballongegenpulsation bei der Behandlung der akuten Linksherzinsuffizienz. Habilitationsschrift, Berlin 1973.

142. WAKABAYASHI, A., CONNOLLY, J.E.: Prolonged extracorporal left ventricular bypass. Mechanical devices for cardiopulmonary assistance. Adv.Cardiol. 6, 144-156 (1971).

143. WAKABAYASHI, A., CONNOLLY, J.E., STEMMER, E.A., NAKAMURA, Y.: Clinical experience with heparinless venoarterial bypass without osygenation for the treatment of acute cardiogenic shock. J.thorac.cardiovasc.Surg. 68, 687-695 (1974).

144. WATSON, J.T., WILLERSON, J.T., FIXELER, D.E., SUGG, W.L.: Temporal changes in collateral coronary blood flow in ischemic myocardium during intraaortic ballon pumping. Circulation, Supplement II: 49-50, 249-254 (1974).

145. WEBER, K.T., JANICKI, J.S., WALKER, A.A., KIRKLIN, J.W.: An assessment of intraaortic balloon pumping in hypovolemic and ischemic heart preparations. J.thorac. cardoivasc.Surg. 64, 869-877 (1972).

146. WEBER, K.T., JANICKI. L.S.: Intraaortic balloon counterpulsation. Ann.thorac. Surg. 17, 602-636 (1974).

147. WEIKEL, A.M., JONES, R.T., DINSMORE, R., PETSCHEK, H.E.: Size limits and pumping effectiveness of intraaortic balloons. Ann.thorac.Surg. 12, 45-53 (1971).

148. WEST, J.W., KOBAYASCHI, T., GUZMAN, S.V.: Coronary artery catheterization in the intact dog. Circulat.Res. 6, 383-388 (1958).

149. WOLNER, E.: Die mechanische Kreislaufunterstützung in Experiment und Klinik. Wien.klin.Wschr. 84, 1-20 (1972).

150. ZWART, H.H.J., KRALIOS, A.C., KWAN-GETT, C.S., BACKMAN, D.K., FOOTE, J.L., ANDRADE, J.D., KOLFF, W.J.: Transarterial closed-chest left ventricular bypass for desparate heart failure. Mechanical devices for cardiopulmonary assistance. Adv. Cardiol. 6, 157-172 (1971).